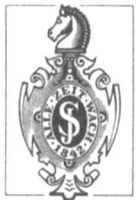

K.-D. Hüllemann (Hrsg.)

Wohin steuert die Medizin?

Mit 18 Abbildungen

Springer-Verlag Berlin Heidelberg New York
London Paris Tokyo Hong Kong

Klaus-Diethart Hüllemann
Med. Klinik St. Irmingard
Osternacher Straße 103, D-8210 Prien am Chiemsee

ISBN-13: 978-3-540-50762-8 e-ISBN-13: 978-3-642-74428-0
DOI: 10. 978-3-642-74428-0

Dieses Werk ist urheberrechtlich geschützt. Die dadurch begründeten Rechte, insbesondere die der Übersetzung, des Nachdrucks, des Vortrags, der Entnahme von Abbildungen und Tabellen, der Funksendung, der Mikroverfilmung oder der Vervielfältigung auf anderen Wegen und der Speicherung in Datenverarbeitungsanlagen, bleiben, auch bei nur auszugsweiser Verwertung, vorbehalten. Eine Vervielfältigung dieses Werkes oder von Teilen dieses Werkes ist auch im Einzelfall nur in den Grenzen der gesetzlichen Bestimmungen des Urheberrechtsgesetzes der Bundesrepublik Deutschland vom 9. September 1965 in der Fassung vom 24. Juni 1985 zulässig. Sie ist grundsätzlich vergütungspflichtig. Zuwiderhandlungen unterliegen den Strafbestimmungen des Urheberrechtsgesetzes.

© Springer-Verlag Berlin Heidelberg 1990

Die Wiedergabe von Gebrauchsnamen, Handelsnamen, Warenbezeichnungen usw. in diesem Werk berechtigt auch ohne besondere Kennzeichnung nicht zu der Annahme, daß solche Namen im Sinne der Warenzeichen- und Markenschutz-Gesetzgebung als frei zu betrachten wären und daher von jedermann benutzt werden dürften.

Produkthaftung: Für Angaben über Dosierungsanweisungen und Applikationsformen kann vom Verlag keine Gewähr übernommen werden. Derartige Angaben müssen vom jeweiligen Anwender im Einzelfall anhand anderer Literaturstellen auf ihre Richtigkeit überprüft werden.

Satz, Druck: Zechnersche Buchdruckerei, Speyer
Einband: J. Schäffer GmbH & Co. KG, Grünstadt
2119/3140-543210 - Gedruckt auf säurefreiem Papier

Inhaltsverzeichnis

Einführung: Der Teil und das Ganze in der
Medizin
K.-D. Hüllemann 1

Deutsche Herz-Kreislauf-Präventionsstudie
(DHP): aktueller Stand, Perspektiven am Beispiel
der Region Traunstein
*E. Feichtinger, K. Hetzel, K.-D. Hüllemann,
A. Mager, C. Mitschek, W. Reubel, K. Roleff,
I. Spiegel, M. Vogt* 13

Zukunft und Grenzen der medikamentösen
Therapie kardialer Erkrankungen
K. Theisen 31

„Hypertonie im Gespräch" – Ergebnisse einer
kontrollierten Studie zur Beeinflussung des
Risikoprofils von adipösen essentiellen
Hypertonikern
*H.-D. Basler, H. Baumann, H.-H. Becker,
H. Bergdolt, W. Deschner, K.-J. Ebschner,
M. Hasper, H.-K. Kies, E. Nüssel, G. Wenzel,
A. Wiesemann* 58

Indikationsvariablen stationärer Therapie bei
parakuten Krankheitsbildern
K.-D. Hüllemann 76

Zukunft der Medizin in einer systemischen
Betrachtung
M. Kastner 99

„Wir grünen für und für und haben tausenderlei
Gesundheit" – Modelle von Gesundsein und
Kranksein
F. Hartmann 118

Einführung in das Werk Viktor von Weizsäckers
anläßlich der Ausstellung zu seinem
100. Geburtstag
U. Hildebrandt 142

Podiumsdiskussion (zu folgenden Themen der
Vormittagsvorträge: – Frage nach der
Spezialisierung, – Frage nach den Variablen von
außen, – Kann der Arzt auch Seelenarzt sein?, –
Eigenständigkeit der Psychosomatik, – Wohin
steuert die Medizin?)
Moderation: *W. Flemmer* 151

Autorenverzeichnis

Basler, Heinz-Dieter, Prof. Dr. phil. Dr. med. habil.
Geschäftsführender Direktor, Medizinische Psychologie,
Fachbereich Humanmedizin und Klinikum,
Philipps-Universität Marburg,
Bunsenstraße 3, D-3550 Marburg 1

Flemmer, Walter, Dr.
Koordinator der Programmgruppe Kultur und Familie,
Bayerischer Rundfunk,
Rundfunkplatz 1, D-8000 München 2

Halhuber, Max J., Prof. Dr. med.
An der Gontardslust 17, D-5920 Bad Berleburg

Hartmann, Fritz, Prof. Dr. med.
Zentrum für Innere Medizin und Dermatologie,
Abteilung Krankheiten der Bewegungsorgane und des
Stoffwechsels, Medizinische Hochschule Hannover,
Konstanty-Gutschow-Straße 8, D-3000 Hannover 61

Hildebrandt, Ulrich, Dr. med.
Klinik St. Irmingard,
Osternacherstraße 103, D-8210 Prien am Chiemsee

Hüllemann, Klaus-Diethart, Prof. Dr. med.
Ärztlicher Direktor, Klinik St. Irmingard,
Projektleiter Modell Bergen,
Osternacherstraße 103, D-8210 Prien am Chiemsee

Kastner, Michael, Prof. Dr. phil. Dr. med.
Arbeits- und Organisationspsychologie,
Universität der Bundeswehr München,
Werner-Heisenberg-Weg 39, D-8014 Neubiberg

Pöppel, Ernst, Prof. Dr. med.
Institut für Medizinische Psychologie,
Goethestaße 31/I, D-8000 München 2

Schloßer, Otto, Dr. med.
Internist, Vorsitzender der Kassenärztlichen Vereinigung
Bayern (KVB), Bezirksstelle Oberbayern,
Mitglied des Vorstandes der KVB,
Salinstraße 10, D-8200 Rosenheim

Theisen, K., Prof. Dr. med.
Kardiologische Abteilung, Medizinische Klinik
Innenstadt der Universität München,
Ziemssenstaße 1, D-8000 München 2

Vogt, Michael, Dipl.-Psych.
Stellvertretender Projektleiter, Modell Bergen,
Deutsche Herz-Kreislauf-Präventionsstudie (DHP)
im Landkreis Traunstein,
Postfach 1232, D-8221 Bergen

Einführung: Der Teil und das Ganze in der Medizin

K.-D. Hüllemann

> Eine neue Art zu denken ist notwendig,
> wenn die Menschheit überleben will.
> *Albert Einstein*

Die Epoche der exponentiell wachsenden therapeutischen Fortschritte, die Klassik der naturwissenschaftlichen Medizin, ist zu Ende. Medizin befindet sich als vernetztes Großsystem aber weiterhin im Wachstumsexzeß. Dies ist kein auf die Medizin beschränktes Phänomen. Der Strom der Zeit ist reißend geworden. So schreibt Sexl (1982, S. 239, 240):

Krebsartig erscheint das Wachstum der Menschheit, ihres Energieverbrauches, ihres Materialkonsums, aber auch der Wissenszuwachs und andere Indikatoren, die unsere Entwicklung charakterisieren. Denn ein Wachstum von 3% pro Jahr, das lange als unabdingbare Voraussetzung wirtschaftlichen Wohlstandes betrachtet wurde, bedeutet eine Veränderung von mehr als 100% innerhalb der natürlichen Zeitspanne der Menschheit, einer Generation. Denn nur innerhalb einer Generation – rund dreißig Jahre – kann man aus der Erfahrung lernen, welche Neuerungen sich bewährt haben und welche Innovationen zurückgenommen werden müssen. Die Folgeschäden von Medikamenten, die Einführung neuer Technologien ... sind erst nach einem derartigen Zeitraum voll absehbar. Bis zum Beginn des industriellen Zeitalters ... veränderte jede Generation ihre Umwelt und das Bild der Erde nur um wenige Prozent. Neuerungen, die sich nicht bewährten, konnten deshalb leicht zurückgenommen und korrigiert werden. Mit dem Einsetzen der Industrialisierung hat sich die Lage schlagartig geändert. Denn ein System, das in seiner natürlichen Zeitspanne um 100% wächst, kann seine Fehler nur sehr schwer korrigieren, da zuviel verändert wurde, bevor die schädlichen Auswirkungen einer anfangs faszinierenden Technik sich bewährten.

Erst in unserem Jahrhundert, besonders in der zweiten Hälfte, ist die Entwicklung des Medizinsystems so rasant geworden, daß der unvorbereitete ärztliche Verstand weder Übersicht noch Steuerung gewinnt, meist die Entwicklung durch tradierte „kartesianische" Ausbildungs- und Weiterbildungsprägung gar nicht bemerkt.

Welchen Stellenwert hat der Arzt in diesem expandierenden Medizinsystem? Soll er sich als Beamter im System begreifen, der seine Pflicht für seinen Teil tut, dessen Verhalten in bezug auf das Ganze sich aber auf Gesetzestreue und vorschriftsmäßiges Verhalten beschränkt? Um diese Fragen zu beantworten, mache man sich bewußt, daß es sich bei der Medizin um ein äußerst komplexes System handelt, bestehend aus einer komplizierten Technik und der von kulturellen Werten gestalteten und gelenkten Sozialgemeinschaft. Die medizinische Technik und Apparatur ist vom erkenntnistheoretischen Standpunkt aus eine triviale Maschine, d.h. bestimmbar (programmierbar) und im Ergebnis voraussagbar. Das Sozialsystem Medizin ist vom erkenntnistheoretischen Standpunkt eine nichttriviale Maschine, es ist nicht voraussagbar. Da die medizinische Technik im diagnostischen und therapeutischen Kontext verwandt wird, sie also eng verwoben ist mit menschlichen Absichten, Hoffnungen, Wünschen, Begehren und Bestrebungen, wird damit die Technik als eine vom Menschen gesteuerte Struktur enttrivialisiert und damit unvorhersehbar. Ein herzchirurgisches Zentrum setzt Fakten. Die Indikationen für Operationen werden durch die Potenz eines solchen Zentrums beeinflußt.

Bleiben wir beim Beispiel der Kardiologie. Die Weiterbildung zum Fachkardiologen beträgt nach dem Staatsexamen rund 10 Jahre. Die Ärztin oder der Arzt ist dann 35 Jahre alt. Für ein „Studium generale der Weiterbildung" blieb keine Zeit. Nach dem Weiterbildungsabschluß werden die hochqualifizierten Spezialkenntnisse im Arbeitsalltag eingesetzt, der länger als 8 Stunden dauert. Die geistigen Kräfte und die Kräfte des Gemüts sind an diese Arbeit gebunden. Ein auf Überblick ausgelegtes Denken kann kaum geschult werden. Nicht einmal die im Patientenumgang notwendige Nachbardisziplin der Psychologie kann professionell erlernt werden.

Nach der heutigen Aus- und Weiterbildung wird der Arzt für engbegrenzte Spezialteile in seinem Denken geschult, der Blick für das Ganze wird vernachlässigt.

Diese Einengung in der Medizin auf das Detail gab es auch in anderen Bereichen, so in der Physik und in der Wirtschaft. Aber die neuere Physik (nach der Quantentheorie) hat die Notwendigkeit des Blickes für „den Teil und das Ganze" (Heisenberg 1987) erkannt und zusammen mit anderen Wissenschaften ein „Neuland des Denkens" (Vester 1985) durch einen „Dialog mit der Natur" (Prigogine u. Stengers 1986) und eine „Ökologie des Geistes" (Bateson 1983) systematisch betreten.

Auch in der Wirtschaft wird die „Anleitung zum ganzheitlichen Denken und Handeln" (Ulrich u. Probst 1988) gelehrt:

Unternehmungen, Schulen, Krankenhäuser ... sind soziale Systeme, die zur Befriedigung menschlicher Bedürfnisse geschaffen und auf die Erfüllung spezifisch menschlicher Zwecke gerichtet sind. ... Wie uns die Erfahrung lehrt, verhalten sich soziale Systeme nicht von Natur aus menschlichen Zwecken entsprechend, auch wenn sie sich selbst lenken können. Ihre Strukturen und Lenkungsmechanismen müssen daher bewußt auf spezifische Zwecke und Verhaltensnormen hin gestaltet werden. Wir können sagen, daß der Fähigkeit der Selbstorganisation und Selbstlenkung in solchen Systemen Grenzen gesetzt werden müssen, damit sie den Anforderungen entsprechen, die jeweils von Menschen innerhalb und außerhalb des Systems gestellt werden. Deshalb sind gesellschaftliche Institutionen nicht Systeme, in denen sich Lenkung vollständig von selbst vollzieht, sondern die Lenkungsfunktionen müssen auf die Zwecke und Ziele des Systems ausgerichtet, bestimmte bewußt vollzogen werden (S. 87).

Die Wirtschaftsforscher der berühmten Betriebswirtschaftshochschule St. Gallen und an der Universität Genf, Ulrich und Probst, unterscheiden zwischen Entwicklung und Wachstum. Sie verweisen darauf, daß im biologischen System Wachstum nur eine beschränkte Dauer hat. Der Wachstumsexzeß ist krebsartig. Für soziale Systeme sei die Entwicklung wichtiger als Wachstum.

Entwicklung hat weniger damit zu tun, wie viel wir haben, sondern viel mehr was wir aus dem machen, was wir haben. Entwicklung hat mit der Fähigkeit zu tun, sich neues Wissen und Können anzueignen, neue Möglichkeiten absichtsgeleitet zu nutzen, neue Wünsche und Bedürfnisse zu wecken und aufzugreifen, den Resourcenverbrauch zu mindern und das Angebot an Resourcen sinnvoll auf neue Art zu nutzen. Entwicklung bedeutet auch, daß noch nicht dagewesene Eigenschaften, Fähigkeiten und Beziehungen entstehen, geschaffen oder integriert werden. Entwicklung schließt in unserer Definition sinnmachende, ästhetische, moralische und/oder ethische Aspekte ein (Ulrich u. Probst 1988, S. 91).

Noch ist die oben gestellte Frage nicht beantwortet, welchen Stellenwert der Arzt im expandierenden Medizinsystem hat. Soll er weiter ein Spezialist für Details bleiben oder auch eine Ausbildung in Kenntnissen, die auf das Ganze zielen, erhalten? Die Wirtschaftswissenschaftler Ulrich u. Probst (1988) beantworten diese Frage in ihrem „Brevier für Führungskräfte" folgendermaßen:

Entwicklung hängt deshalb eng mit Reflexion, Hinterfragung, Selbstthematisierung, Werten oder einfach *Lernen* zusammen. Die Grundstrukturen zu verändern und neue Fähigkeiten zu erfinden, heißt lernen. Um immer schneller neue Potentiale schaffen und sich anpassen oder verändern zu können, kann mit *Lernen zu lernen* gleichgesetzt werden (S. 91, 92).

Im vorliegenden Symposionsbericht „Wohin steuert die Medizin?" werden aus sehr unterschiedlichen Bereichen Bausteine des Medizinsystems zusammengetragen, die mit dem Symposion als

Einführung: Der Teil und das Ganze in der Medizin

Mörtel eine gewisse Zusammenfügung erfahren. In der abschließenden Podiumsdiskussion prallen die unterschiedlichen Standpunkte hart aufeinander. „Ich werde überhaupt nicht verstanden," war eine typische Diskussionsäußerung. Dabei sind die einzelnen Beiträge in sich stimmig.

Feichtinger et al. berichten von der systematischen Prävention im Rahmen der multizentrischen, gemeindeorientierten Herz-Kreislauf-Präventionsstudie (DHP). Sie ist das umfangreichste Vorhaben zum Schwerpunkt Prävention, das in der Bundesrepublik Deutschland je durgeführt wurde. Die Ziele für die Studie ergeben sich aus der Frage, ob durch verbesserte Angebote zur praktischen Gesundheitsvorbeugung auch in der Bundesrepublik Deutschland das Auftreten von Herz-Kreislauf-Krankheiten zurückgedrängt werden kann, wie dies in den USA bereits gelungen ist. Die Studie ist darüber hinaus das derzeit konzentrierteste Bemühen, die angewandte Epidemiologie als Disziplin zu etablieren, Wissenschaftler nachzuziehen und Mediziner auf ihre praktische Tätigkeit mit dem neuen Fachgebiet vertraut zu machen. Gleichzeitig soll versucht werden, in der Bevölkerung ein präventives Klima zu schaffen.

Als Feldstudie mußte die DHP auch die Bedingungen der externen Situation beachten. So kam es in der Deutschen Herz-Kreislauf-Präventionsstudie bei der Konkretisierung der Zusammenarbeit mit den Ärzten zu einem Zusammenprall. In dieser Studie wurde wie bei vielen ähnlichen Projekten versäumt, in systemische Betrachtungsweisen und Handlungen zu investieren. Die Studie wurde ausschließlich *selbstgesteuert* „laufen gelassen", ohne daß dies allerdings eine bewußte Entscheidung war.

Vogt et al. geben einen Überblick über die konkreten Ergebnisse für das bayerische Projekt der DHP.

Am Wandel des Krankheitsspektrums verdeutlichen sich besonders die Grenzen der medikamentösen Therapie. Der Beitrag von Theisen befaßt sich kritisch mit der Pharmakotherapie der führenden Krankheit unserer Zeit, der koronaren Herzkrankheit. Aber auch die symptomlindernden, ja sogar lebensverlängernden Möglichkeiten medikamentöser Behandlung werden herausgearbeitet. Es geht um die realistische Hoffnung, die in Medikamente gesetzt werden kann.

Bei chronischen Krankheitsverläufen wie beim Bluthochdruck werden erfolgreich Gesprächstechniken eingesetzt, die sich nicht nur auf einen einzigen Risikofaktor konzentrieren, sondern auf das Gesamtrisikoprofil. Wenn Basler über günstige Entwicklungen mit dem Programm „Hypertonie im Gespräch" berichten kann, so wohl auch deshalb, weil hier nicht auf einen Teilfaktor fokussiert wurde, sondern die Denkrichtung auf den gesamten Krankheitskomplex, also auf den kranken Menschen, gelenkt ist.

Im Bereich von Industrie und Wirtschaft wird durch die zunehmende Verflechtung auch über Landesgrenzen hinweg die besondere Problematik komplexer Systeme deutlich. Im „Münchner Personalforum", das Kastner 1987 und 1989 veranstaltete, berichteten Führungspersonen der Wirtschaft, der Verwaltung, des Kommunalen Bereichs, Wirtschaftswissenschaftler und Systemtheoretiker über die Vernetztheiten, gegenseitige Abhängigkeiten und Einflußnahmen nahezu aller Systeme unserer Gesellschaft. Die Einflüsse von Wirtschaft und Ökologie auf die Medizin sind erheblich. Die Medizin hat diese wie auch andere gesamtgesellschaftlichen Einflüsse zu wenig zur Kenntnis genommen, kaum systematisch bearbeitet. Wir haben deshalb einen Beitrag von Kastner zusätzlich in den Symposionsband aufgenommen: „Zukunft der Medizin in einer systemischen Betrachtung".

Daß der Arzt oder der religiös motivierte Helfer (Hildegard von Bingen) in seinem Bereich zu systemischem Denken schon vor der naturwissenschaftlichen Zeit der Medizin gekommen ist, beleuchtet Hartmann in seinem Beitrag „Wir grünen für und für und haben tausenderlei Gesundheit". Seine „Modelle von Gesundsein und Kranksein" sind letztlich ethische Modelle und gipfeln in der hoffnungsvollen und eigentlichen programmatischen Aussage, in jedem Kranksein solle soviel Gesundsein wie möglich sein.

Viktor von Weizsäcker hatte gesagt, die Medizin werde in der Zukunft psychosomatisch sein oder sie werde nicht sein. Die Entwicklungen der letzten 10-20 Jahre weisen jedoch in eine andere Richtung.

Neben dem somatischen System hat sich ein psychosomatisches System aufgebaut. Bei beiden Systemen bestehen Vorbehalte dem anderen gegenüber. Häufig scheitert die Zusammenarbeit am Dogma, wie Pöppel im Rahmen der Gesamtdiskussion dieses Symposionsberichts ausführt. In der Antwort auf Pöppel, z.T. auch auf Kastner, wird auf das Dosierungproblem von Psychosomatik im konservativen organmedizinischen Kontext eingegangen. Es bleibt die Forderung nach mehr psychologischer Durchdringung im organmedizinischen Bereich. Dies läßt sich aufgrund der hohen Anforderungen, die jedes Fachgebiet für sich stellt, nur in wenigen Fällen realisieren und auch dann nicht ohne Probleme. Viktor von Weizsäcker selbst hätte Pöppels Forderung genügt, daß der Arzt Organmediziner und Psychologe in einem sein solle. Weizsäcker war zudem Philosoph. Aber möglicherweise hat er die Aufgabe des Arztes auf ein so hohes Maß hinaufheben wollen [wie in der Gedächtnisrede auf Ludolf von Krehl: „Dem Arzt sei aber auch der Geist des Lebens ... zu treuen Händen übergeben und anvertraut" (zit. nach Zacher 1986)], daß ihm später „Verstrickung" in die Aktion Vernichtung unwerten Lebens während des Dritten Reiches vorgeworfen wurde (v. Weizsäckers Tochter legte entlastende Zeugnisse vor). – Hildebrandts Beitrag gibt eine Einführung in die Denkweise v. Weizsäckers vor dem Hintergrund seiner experimentellen Arbeiten.

Mein eigener Beitrag beschäftigt sich mit „Indikationsvariablen stationärer Therapie":

Gewandelte Bedingungen bestimmen in zunehmendem Maße das therapeutische Vorgehen. Es sind soziale Konstruktionen wie gesetzgeberische Maßnahmen und Markteinflüsse. In medizinischen Bereichen mit hohen personalen Kontakten (Gespräche) und bei grundlegenden Lebensthemen gewinnen persönliche Überzeugungen, Grundannahmen und Lehrmeinungen als Indikationsvariablen besondere Bedeutung. Medizinische Behandlung ist Kulturmaterial, immer im Wandel, niemals von letzter Wahrheit, fehlbar. Aufgrund erkenntnistheoretischer Überlegungen wird die Begrenztheit und Fehlbarkeit therapeutischer Entscheidung als unausweichlich angenommen. Für einen sicheren und humanen Fortschritt in der Medizin werden 3 einander ergänzende Konsequenzen gezogen:

1. Die naturwissenschaftlichen, sozialen und auf persönlicher Überzeugung beruhenden Variablen, die auf die Therapie Einfluß nehmen können, sind mit wissenschaftlichen Methoden zu prüfen. Entscheidungsanalysen (besonders Bayes Analysen) können die Entscheidungssicherheit erhöhen.
2. Sichernde Strukturen sind im klinischen Bereich zu etablieren, um die Schäden, die aus der Fehlbarkeit therapeutischer Entscheidungen entstehen können, zu begrenzen. Für sichernde Strukturen sind mehrere gereifte Persönlichkeiten, Zeit und (kooperativ mit Mitarbeitern verschiedener Bereiche) permanente Weiterbildung nötig.
3. Es wird in grundsätzlichen Dingen eine intellektuelle Bescheidenheit gefordert und Absage an jeden Dogmatismus. Hohes Fachwissen kann zu der Meinung verführen, auch in grundsätzlichen Dingen Wissen zu besitzen. Der medizinische Beruf ist ein Dienstleistungsberuf. Die Ehrlichkeit in der Annahme dieser Rolle drückt sich auch in Äußerlichkeiten wie Höflichkeit, Kleidung und Raumgestaltung aus. Diese Äußerlichkeiten sind in Wirklichkeit Schaufenster, die dem Patienten seinen Eindruck von der inneren Einrichtung und der inneren Ordentlichkeit der medizinischen Institution geben und dann als eine Art Grundeinstimmung dem ganzen therapeutischen Verlauf unterlegt bleiben.
Die Basisebene der Arzt-Patient-Beziehung ist die Ebene der direkten Hilfeleistung (klassisch-medizinische Ebene). Die zweite Ebene ist die der Gespräche über Therapieentscheidungen und Lebensweisen. Die Sehnsucht nach der dritten, der höheren menschlichen Ebene (Fragen des Lebensentwurfs, des Glücks) muß durch einen kritischen Verstand auf der Erde gehalten werden.

Eine kritisch-rational gesteuerte Therapie läßt eine Haltung gegenüber dem Patienten einnehmen, wie sie sich in 2 Regeln ausdrückt:
- Jedes Versagen ist ein Hinweis auf meine begrenzten Möglichkeiten (als Therapeut).
- Jeder Erfolg wurde vom Patienten erreicht, ich habe nur mehr oder minder gut begründete Vermutungen, wie das kam.

Vielleicht ist die ärztliche Kunst da am schönsten, wo sie erreicht, daß sich Menschen wieder freuen können.

Wohin steuert die Medizin?

- „Wohin wollt ihr sie steuern lassen?" hatte Halhuber als Antwort auf die Einladung zum Symposion geschrieben. Nun gut, die Frage zielt auf ein subjektives Bekenntnis, gestützt auf die Beiträge, die zu diesem Symposion ausgewählt wurden. Das Offenlegen, des (auch) Subjektiven in der Argumentation, wohin die Medizin steuere, wird Kastners Bemerkung in der Abschlußdiskussion gerecht, nämlich, daß es weniger sachlogische Entscheidungen sind, die unsere Handlungen und Initiativen bestimmen. Das subjektive Moment bleibt mit seiner Unbestimmbarkeit auch im Sinne der oben genannten nicht trivialen Maschine entscheidend, wohin die Medizin steuern solle.

Um aber die Antwort zu präzisieren, sei auf das Lohhausen-Experiment von Dörner et al. (1983) hingewiesen: „Vom Umgang mit Unbestimmtheit und Komplexität":

Lohhausen ist eine Kleinstadt mit Uhrenindustrie und Bahnanschluß. Sie existiert aber nur im Computer. Die Versuchspersonen sollen diese Stadt regieren. Untersucht wird, wie sie sich in einer komplizierten (kommunalen) politischen Situation bewegen. ... Entscheidend für eine gute Problemlösung in einem komplexen System ist ... die Selbstsicherheit [Breitbeinigkeit, Anm. Hüllemann], die Abstraktheit der Gedächtnisstruktur und die Explorationsbereitschaft.

Die Autoren kommen zu dem Schluß,

Denken ist immer motiviert ... problemlösendes Denken findet statt in Situationen, die unbestimmt sind und nicht unter voller Kontrolle des Individuums. Verlust und Wiedergewinn der Kontrolle aber sind immer von relativ starken Emotionen begleitet.

Wenn die Lohhausen-Autoren aufgrund ihrer Erkenntnisse eine Systemtheorie der psychischen Prozesse fordern, die Hypothesen über psychische Prozesse, die Hypothesen über psychische Strukturen und Abläufe der verschiedenen Teilgebiete der Psychologie in differenzierter Weise integriert ...,

so kann diese Forderung auch auf das Großsystem Medizin übertragen werden, wovon ein guter Teil auf die Psychologie entfällt.

Wohin steuert die Medizin? Ungesteuert, kann sie zu einem krebsartigen Wachstumsexzeß entarten. Forschung tut not, die sich auf die Medizin als Großsystem bezieht, z. B. ein Lohhausen-Experiment als „Krankenhaus Lohhausen" oder „Forschungsprojekt-Lohhausen". Bausteine eines neuen Denkens können aus der modernen Physik, z. T. aus den Führungsakademien der Wirtschaft übernommen werden. So schreiben die Wirtschaftswissenschaftler Ulrich u. Probst (1988):

Die Bausteine des ganzheitlichen Denkens [sind] ausführlich erläutert und es ist eine Methodik entwickelt [worden], die für die Bewältigung unserer komplexen Probleme mehr und mehr notwendig wird. Es sind jene Probleme, die sich dem handelnden Menschen von heute stellen. Die typischen Merkmale solcher Problemsituationen in allen gesellschaftlichen Bereichen lassen sich mit *Vernetztheit, Komplexität, Rückkopplung, Instabilität* und anderen Ausdrücken beschreiben. Dieses Buch ist eine praktische Anleitung für Führungskräfte in Wirtschaft, Politik, Gesundheitswesen.

Der Symposionsband „Wohin steuert die Medizin?" möge den Leser in die Lage versetzen (besonders jenen Leser, der mit systemischem Denken wenig vertraut ist), Komplexität, Vernetzungen, Rückkopplungen, Unerkennbarkeiten in den Systembereichen zu erkennen, für die die Beiträge exemplarisch gelten. Um sich in das neue Denken in der Medizin für den „Teil und das Ganze" einzuarbeiten, ist dieser Einleitung eine Literaturauswahl beigefügt.

Literatur

Bateson G (^{3}1983) Ökologie des Geistes. Suhrkamp, Frankfurt
Bohr N (1985) Atomphysik und menschliche Erkenntnis. Vieweg, Braunschweig
Dörner D, Kreuzig HW, Reither F, Ständel T (Hrsg) (1983) Lohhausen – Vom Umgang mit Unbestimmtheit und Komplexität. Huber, Bern Verlag
Ebert W (1989) Wo endet die Ganzheit? Die Krankheit des Individuums. Verb. Bildg. u. Erziehung. Erdl, Trostberg
Efran JS, Heffner KP, Lukens RJ (1989) Alkoholismus als Ansichtssache. Familiendynamik 14:2-12
Fischer EP (1987) Sowohl als auch. Denkerfahrungen der Naturwissenschaften. Rasch & Röhring, Hamburg
Heisenberg W (^{10}1987) Der Teil und das Ganze. DTV, München
Hüllemann K-D (1983) Sport im Alter. In: Hüllemann K-D (Hrsg) Sportmedizin für Klinik und Praxis. Thieme, Stuttgart New York, S 208-318
Hüllemann K-D (1986) Herz-Kreislauf-Prävention. In: Gross RWJ (Hrsg) Wege der Gesundheitsforschung. Ergebnisse und Perspektiven der Forschung im Dienste der Gesundheit. Springer, Berlin Heidelberg New York Tokyo, S 9-23
Hüllemann K-D (1988) Psychosomatik in der stationären Rehabilitation. In: Matthes D, Stegemann H (Hrsg) Prävention und Rehabilitation in der Inneren Medizin, Psychosomatik, Psychiatrie und Psychotherapie. Passavia, Passau, S 31-54
Hüllemann K-D, Foerster H von (in Vorbereitung) Der Teil und das Ganze in der Medizin: Konstruktivismus und System, Neues Denken bei Krebs- und Herzkrankheiten und bei der Führung einer Klinik.
Maturana HR, Verela FJ (^{2}1987) Der Baum der Erkenntnis. Scherz, Bern München Wien
Popper KR (^{6}1980) Die offene Gesellschaft und ihre Feinde I und II. Francke, München
Popper KR (^{8}1984) Logik der Forschung. Mohr, Tübingen
Prigogine I, Stengers I (^{5}1986) Dialog mit der Natur. Neue Wege naturwissenschaftlichen Denkens. Piper, München
Schmidt SJ (Hrsg) (1987) Der Diskurs des radikalen Konstruktivismus. Suhrkamp, Frankfurt
Sexl RU (1982) Was die Welt zusammenhält. Physik auf der Suche nach dem Bauplan der Natur. DVA, Stuttgart
Shelsky H (1977) Die Arbeit tun die anderen. Klassenherrschaft und Priesterherrschaft der Intellektuellen. DTV, München
Simon FB (1988) Unterschiede, die Unterschiede machen, klinische Epi-

stemologie: Grundlage einer systemischen Psychiatrie und Psychosomatik. Springer, Berlin Heidelberg New York Tokyo
Ulrich H, Probst GJB (1988) Anleitung zum ganzheitlichen Denken und Handeln. Ein Brevier für Führungskräfte. Haupt, Stuttgart
Vester F (^{3}1985) Neuland des Denkens. DTV, München
Watzlawick P (^{13}1978) Wie wirklich ist die Wirklichkeit? Piper, München Zürich
WHO (1986) Ottawa Charter for Health Promotion Health Promotion 1, Oxford Univ Press, Oxford (Nr 4)
Zacher A (1986) Die soziale Krankheit. Viktor von Weizsäckers sozialmedizinische Studien. Med Mensch Ges 11:150–156

Deutsche Herz-Kreislauf-Präventionsstudie (DHP): aktueller Stand, Perspektiven am Beispiel der Region Traunstein*

E. Feichtinger, K. Hetzel, K.-D. Hüllemann, A. Mager,
C. Mitschek, W. Reubel, K. Roleff, I. Spiegel, M. Vogt

Prävention und Gemeindeorientierung

Es besteht weitgehend Einigkeit über die Bedeutung der Prävention für unser Gesundheitssystem. Weniger Einigkeit besteht darüber, was Prävention ist und wer dafür zuständig ist. Bei den diagnostischen Maßnahmen der Vorsorgeuntersuchungen wird es nicht bleiben. Die „Schutzimpfung" für viele nicht-übertragbare, verhaltensbedingte Erkrankungen wird darin bestehen, auf Wissen und Einstellung der Bevölkerung motivierend einzuwirken. Das ärztliche Beratungsgespräch wird mehr und mehr an Bedeutung gewinnen. Die Verhinderung von Krankheiten hat nicht zur Hauptaufgabe, das Leben der Menschen zu verlängern, sondern seine Qualaität zu verbessern. „Not to add years to life but life to years", wie das auf Englisch so prägnant ausgedrückt werden kann.

Prävention als Verbesserung der Lebensqualität ist eine schwierige Aufgabenstellung, weil Lebensqualität von jedem anders empfunden wird. Zudem hat der freie Bürger in einem freien Staat auch die Freiheit, seine Gesundheit bewußt zu schädigen. Gesundheitsgerechtes Verhalten läßt sich nicht verschrei-

---
* Ein Projekt im Rahmen des Regierungsprogramms Forschung und Entwicklung im Dienste der Gesundheit, gefördert durch den Bundesminister für Forschung und Technologie.

ben. Man kann allerdings Alternativen zu gesundheitsschädigendem Verhalten aufzuzeigen. Im Ernährungsbreich zeichnet sich besonders deutlich ab, daß hier ein Umdenken in der Bevölkerung stattfindet. Beispiel ist das wachsende Interesse an Produkten aus biologischem Landbau. Um solche Alternativen wirksam werden zu lassen, bedarf es der Anstrengung vieler. Mit der Deutschen Herz-Kreislauf-Präventionsstudie (DHP; Hüllemann 1986; BMFT 1984) wurde das erste Mal in Deutschland der Versuch unternommen, Herz-Kreislauf-Erkrankungen, also Krankheiten, die zu etwa 50% durch falsche Lebensweise entstehen, mittels eines „gemeindeorientierten Programms" zu reduzieren. Hinter dem Begriff „Gemeindeorientierung" steht der Gedanke der Einbindung des gesamten präventiven Potentials auf Gemeindeebene sowie der Kooperationsförderung zwischen Anbietern im Bereich Prävention. Ein Beispiel hierfür ist der Gesundheitswegweiser für den Landkreis Traunstein, eine Sammlung von Angeboten, die der Gesundheitsförderung dienen (Spiegel et al. 1987). Gesundheit wird dabei im Sinne der Weltgesundheitsorganisatioion (WHO) definiert, wobei es sich um einen Zustand des vollständigen körperlichen, geistigen und sozialen Wohlbefindens handelt.

Die Herausgabe und Verteilung des Gesundheitswegweisers geschah in enger Zusammenarbeit von mehreren Organisationen, z. B. Forschungsprojekt „Modell Bergen" (DHP im Landkreis Traunstein) und Landratsamt.

Ein weiteres Merkmal der Gemeindeorientierung ist, daß die einzelnen Maßnahmen zum festen Bestandteil des Gemeindelebens werden. Man spricht deshalb auch von gemeindegetragener Prävention.

Im folgenden werden wir auf 3 Bereiche eingehen: auf das wissenschaftliche Design der DHP, auf eine Skizze der Präventionsmaßnahmen und auf ausgewählte Ergebnisse.

Design der DHP

Die DHP war von Anfang an als multizentrische Studie geplant. Man wollte ein Programm in unterschiedlich großen Städten und

Gemeinden in verschiedenen Gegenden der Bundesrepublik Deutschland testen.

Die Zielsetzung war eine Reduktion der herz-kreislauf-spezifischen Mortalität um 8% und – um sicherzustellen, daß sich die Todesursachen nicht in andere Diagnosegruppen verlagern, – eine Senkung der Gesamtmortalität um 5%, beides kumulativ über 8 Jahre in der Gruppe der 30- bis 65jährigen deutschen Bevölkerung.

Eine Pilotphase von 1979 bis 1981 diente zur Sichtung und Entwicklung präventiv wirksamer Maßnahmen. Von 1982 bis 1984 wurden in der Vorstudienphase Maßnahmen zur sog. Felderschließung und Tests von einzelnen Maßnahmen durchgeführt. Zugleich sollten die dabei gemachten Erfahrungen im Austausch mit den einzelnen geförderten Projekten zu einem gemeinsamen Programm für die Hauptstudienphase weiterentwickelt werden. Die Hauptstudienphase begann im Herbst 1984 und endet Ende 1991.

Ein wichtiges Ergebnis der Pilot-Phase war methodischer Art. Das ursprüngliche Design sah vor, den jeweiligen Interventionsgemeinden je eine Kontrollgemeinde zuzuordnen und durch den Vergleich der Entwicklungen in den beiden Gemeinden auf den Erfolg der Studie rückzuschließen. Ein solches Design zeigen vergleichbare Präventionsstudien in anderen Ländern, wie z. B. der Schweiz und den USA.

Im jetzigen Design der DHP werden die Daten aus den verschiedenen Interventionsregionen zu einem Pool zusammengelegt und mit Daten aus der übrigen Bundesrepublik Deutschland verglichen. Mit der Bundesrepublik als Kontrollgruppe läßt sich zeigen, ob die Entwicklung in den Interventionsregionen günstiger bzw. schneller verläuft als der nationale Trend in der Gesundheitsentwicklung.

Die Auswahl der einzelnen Studienregionen erfolgte zudem mit dem Ziel, insgesamt ein Studiengebiet zu haben, das gemessen an wichtigen sozialdemographischen Parametern typisch für die Bundesrepublik Deutschland ist. Durch vergleichbare Verlaufsanalysen zwischen den Einzelregionen lassen sich Rückschlüsse auf begünstigende bzw. hinderliche Bedingungen für Präventionsprogramme ziehen.

Als wichtiges Meßinstrument dient der Gesundheitssurvey. Er besteht aus einem Fragebogen zu verschiedenen gesundheitsrelevanten Verhaltensbereichen und einer medizinischen Untersuchung zur Feststellung von Blutdruck, Gewicht, Körpergröße, Cholesterinspiegel und Thiocyanat. Anamnestische Fragen sind im Fragebogen enthalten.

Der Survey wird im Laufe der Studie 3mal durchgeführt: 1mal zu Beginn, 1mal in der Mitte und 1mal am Ende der Studie. Bei der ersten Erhebung 1984/85 wurden in den Interventionsregionen jeweils 1800 Personen, in der Referenzregion 5000 Personen befragt und untersucht. Weiteren 11000 Personen in der Bundesrepublik wurde der Fragebogen per Post zugesandt (s. Abb. 1). Für diese Personen gibt es keine Daten über Blutdruck, Cholesterin und Thiocyanat. Die Zahl der Untersuchten bzw. Befragten entspricht jeweils einer 70%igen Ausschöpfung der Nettostichprobe.

An der DHP sind mehrere Institute beteiligt. Im Landkreis Traunstein führt das Klinische Institut für Physiologie und Sportmedizin an der Klinik St. Irmingard (KIPSI) gem. e. V. ein Feldvorhaben durch, testet also ein Interventionsprogramm.

Weitere Projekte in dieser multizentrischen Studie werden in Berlin-Spandau, in Teilen von Bremen, in Karlsruhe, Bruchsal, Moosbach und in Teilen von Stuttgart durchgeführt, wobei in Karlsruhe, Bruchsal und Moosbach ein anderer Interventionsansatz versucht wird. Koordiniert wird die Deutsche Herz-Kreislauf-Präventionsstudie (DHP) vom Wissenschaftlichen Institut der Ärzte Deutschlands (WIAD) e. V. in Bonn. Dieses Institut ist auch mit der Entwicklung und Durchführung eines Fortbildungsseminars für Ärzte, bezogen auf Beratungstechniken, am interventiven Teil der Studie beteiligt. Die DHP ist heute eine Gesellschaft bürgerlichen Rechts, zu der sich 6 Institute zusammengeschlossen haben. Die Evaluation der Studie wird teilweise als Auftrag vergeben; die „soziostrukturelle Begleitforschung" an die Abteilung Medizinische Soziologie der Universität Freiburg, der Gesundheitssurvey an Infratest Gesundheitsforschung gemeinsam mit dem Institut für Sozialmedizin und Epidemiologie des Bundesgesundheitsamtes. Die beteiligten Institute sind nachfolgend aufgeführt.

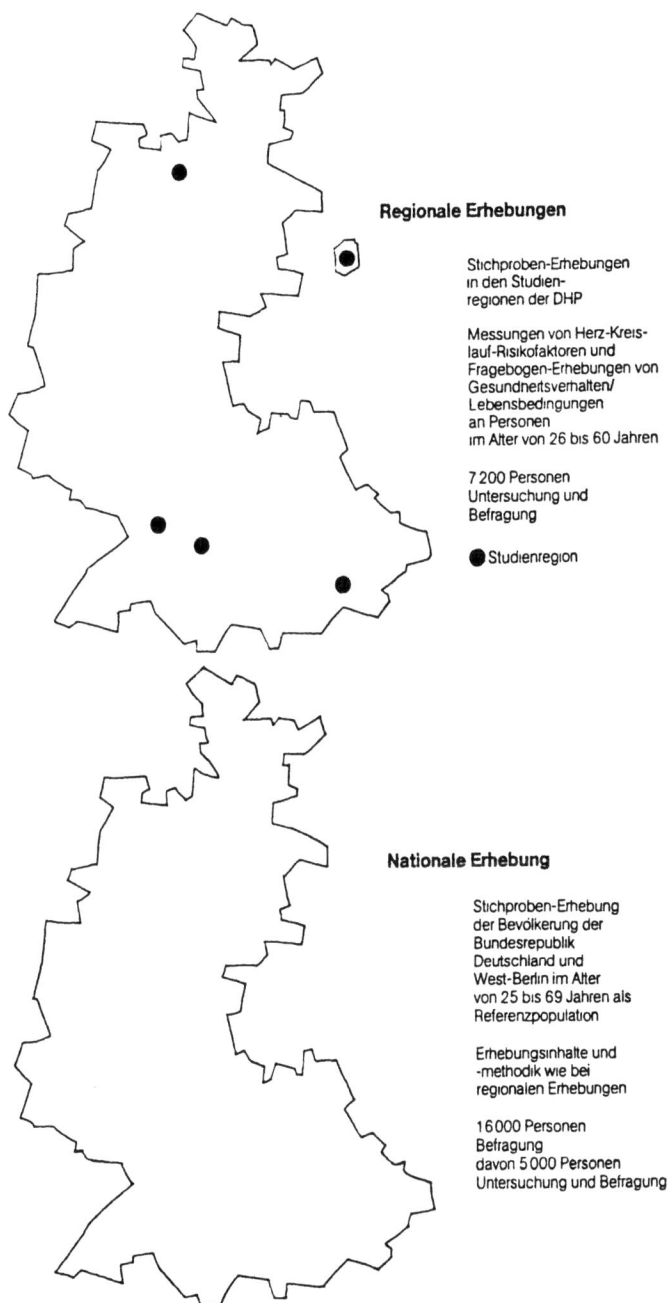

Abb. 1. Interventionsregionen der DHP und Erhebungen des Gesundheitssurvey (BMFT, 6/1984)

An der DHP beteiligte Institute
1. Wissenschaftliches Institut der Ärzte Deutschlands e.V. (WIAD), Godesberger Allee 54, 5300 Bonn 2.
2. Bundesgesundheitsamt, Institut für Sozialmedizin und Epidemiologie, General-Pape-Str. 62–66, 1000 Berlin 33.
3. Deutsches Institut zur Bekämpfung des hohen Blutdrucks (DIBHB), Abt. Epidemiologie, Statistik und Transferforschung, Postfach 101 409, 6900 Heidelberg.
4. Bremer Institut für Präventionsforschung und Sozialmedizin (BIPS), St.-Jürgen-Str. 1, 2800 Bremen 1.
5. Klinisches Institut für Physiologie und Sportmedizin an der Klinik St. Irmingard (KIPSI) gem. e.V., Osternacher Str. 103, 8210 Prien/Chiemsee.
6. Institut für angewandte Gesundheitsforschung e.V. Berlin-Spandau (SINAG), Flankenschanze 48, 1000 Berlin 20.
7. Universität Heidelberg, Klinikum, Abt. Klinische Sozialmedizin, Bergheimer Str. 58, 6900 Heidelberg 1.
8. Universität Freiburg, Med. Fakultät, Abt. für Med. Soziologie, Stefan-Meier-Str. 17, 7800 Freiburg/Breisgau.
9. Infratest-Gesundheitsforschung GmbH & Co., Landsberger Str. 338, 8000 München 21.

Präventionsprogramme der DHP

Im Herbst 1984 wurde mit dem gemeinsamen Interventionsprogramm begonnen. Unter Machbarkeitserwägungen hatte man sich auf ein sog. Wellenkonzept festgelegt, bei dem in jährlichem Wechsel andere Risikofaktoren im Zentrum der interventiven Bemühungen stehen. 1984/85 war Ernährung Schwerpunktthema, es folgte Bewewgung, und derzeit laufen die Maßnahmen gegen das Rauchen an.

Die interventiven Aktivitäten von Modell Bergen im einzelnen aufzuzählen, würde hier zu weit führen. Insgesamt sind es etwa 50 verschiedene Programme und Maßnahmen, die von dem Projekt in den vergangenen 3 Jahren eingesetzt wurden. Diese Zahl ist beachtlich, wenn man bedenkt, daß für den Bereich Intervention nur 4 Personalstellen im Projekt vorhanden sind.

Die Palette der Maßnahmen reicht über das Verteilen von Informationsblättern, das Aufstellen von Sport- Lehrpfaden (Roleff et al. 1986), das Abhalten von Seminaren für Laufgruppenleiter nach einem eigenentwickelten Curriculum, bis hin zu Großaktionen, wie einer einmonatigen Frühjahrskur oder mehrtätigen Gesundheitsfesten (Vogt et al. 1986). Eine Beratungsstelle für Selbsthilfegruppen ist ganzjährig aktiv (Seeholzer 1987). Einen Informationstand stellen wir bei unterschiedlichen Gelegenheiten auf, sei es anläßlich eines verkaufsoffenen Sonntags in Traunstein, wo ca. 10000 Menschen vorbeiziehen, sei es beim Wandertag des Bergener Sportvereins oder zum Schulanfang mit dem Schwerpunktthema „vernünftige Pausenverpflegung".

Eine der größten Aktionen war die Verbraucheraufklärung von Grundschülern (Mitschek et al. 1987), Ausgangsüberlegung war, daß Kinder zum einen wichtigste Zielgruppe für langfristig wirksame Prävention sind und zum anderen optimale Multiplikationen für die eigentliche Zielgruppe, die erwachsene Bevölkerung von 25-69 Jahren. Die ernährungswissenschaftliche Abteilung entwickelte ein Aktionsprogramm in Form eines Stationsunterrichts, bestehend aus den 3 Stationen:

1. Verbraucheraufklärung, gesundes Frühstück und Pausenbrot, einschließlich Verteilung von Kostproben (Müsli, Vollkornbrot und Äpfel);
2. je nach Klassenstufe – Zahngesundheit oder bedarfsgerechte Nahrungsaufnahme;
3. Schulranzen-TÜV. Dabei werden Schulkind und Schulranzen gewogen, dann eine Plakette für das Höchstgewicht des Schulranzens auf den Ranzen geklebt.

Es ist bedauerlich festzustellen, daß die meisten Kinder zuviel „auf dem Buckel" haben, jedenfalls mehr als 10% ihres Körpergewichts. Und angesichts der vielen Haltungsschäden und Rückenbeschwerden war es uns wichtig, die Eltern und Lehrer auch diesbezüglich zu sensibilisieren.

Beispiel einer ernährungsbezogenen Kampagne

Ein hoher Aufwand ist nötig, wenn man große Teile der Bevölkerung mit einer Aktion erreichen will. Sämtliche einschlägigen Untersuchungen (Maccoby et al. 1982) haben gezeigt, daß erst dann ein kleiner Prozentsatz der Zielgruppe anfängt sein Alltagsverhalten zu ändern, wenn man über die Hälfte der Zielgruppe mit seinem Anliegen erreicht hat.

„Erreicht" heißt hier, daß sich die Zielgruppe noch lange nach der Aktion an die Botschaft erinnern kann, wenn sie danach gefragt wird. Die Vorstufen des Erinnerns, „Konfrontation mit der Information" und „Wahrnehmung der Information", sind von uns nicht abfragbar.

Wenn sich eine Verhaltensänderung in der Bevölkerung durchzusetzen beginnt, so sind es zunächst immer einige wenige, die damit beginnen. Diese "early adopters" genannten Personen sind dem Thema gegenüber sehr aufgeschlossene Menschen, die selbst schon Schritte in die neue Richtung unternommen haben. Häufig sind sie auf dem entsprechenden Gebiet schon sehr kompetent, sie brauchten also die Intervention gar nicht mehr. Andererseits ist diese Zielgruppe besonders wichtig, um als „Multiplikatoren" den Prozeß der positiven Veränderung voranzutreiben.

Ein Beispiel für eine Motivationskampagne ist die Frühjahrsaktion „Gesund in den Frühling", die im März 1986 stattfand. Die Ziele dieser Aktion waren, entsprechend dem Operationshandbuch der DHP:

Aufmerksamkeit wecken
- daß gesunde Ernährung wesentlich zum Wohlbefinden beitragen kann;
- daß Modell Bergen die Anlaufstelle für Informationen über gesunde Ernährung ist.

Informationen
- über richtige Ernährung,
- über die Rolle von zuviel Fett und Salz für Cholesterinspiegel und Bluthochdruck;
- über die positiven Auswirkungen körperlicher Aktivität.

Deutsche Herz-Kreislauf-Präventionsstudie (DHP) 21

Überzeugen
- daß man selbst etwas für seine Gesundheit tun kann;
- daß es nicht Verzicht und Einschränkung bedeutet, gesünder zu leben;
- sondern, daß es mehr Lebensfreude und Lebensqualität bringt, mehr für seine Gesundheit zu tun.

Anleiten
- wie man richtig einkauft;
- wie man besser kocht;
- wie man gesünder ißt;
- wie man vernünftig Sport treibt usw.

Mit dieser Aktion sollte die gesamte Bevölkerung angesprochen werden, da die Zielgruppe der DHP die unselektierte Bevölkerung des Landkreises ist.

Da der Schwerpunkt der Aktion das Thema „Ernährung" war, wurde eine nähere Zielgruppenanalyse und darauf aufbauende Programmplanung anhand von Daten aus einer „Mediensurvey" genannten Umfrage vorgenommen. Der Mediensurvey ist Teil der Verlaufsdokumentation der Studie. Er wurde 1984 und 1986 von Infratest Gesundheitsforschung im Rahmen der DHP durchgeführt und untersuchte Kommunikations- und Informationsverhalten, Gesundheitswissen, Inanspruchnahme des Gesundheitsbereiches, sportliche Aktivitäten und Alltagsverhalten der Bevölkerung.

Aus diesen Untersuchungen wissen wir, daß 85% der Bewohner des Landkreises ihre Hauptmahlzeit zu Hause einnehmen, daß 60% der Einkäufe von Lebensmitteln von Frauen alleine und 35% der Einkäufe von Frauen zusammen mit einem Familienmitglied getätigt werden. Das heißt, daß 95% der Nahrungsmitteleinkläufe von Frauen getätigt werden. Diese Frauen kochen zu 90% die tägliche Hauptmahlzeit und leben in Haushalten mit durchschnittlich 3,5 Personen (2-6 Personen).

Ebenso zeichnen sich diese Frauen durch größeres Gesundheitswissen, größere Eigenverantwortung für die Gesundheit und größere Kenntnis von Nährstoffen aus, als beispielsweise gleichaltrige Männer. Nun ißt zwar jeder Bewohner im Landkreis, aber diese Frauen sind als Hauptproduzenten von Essen natürlich die Hauptzielgruppe einer ernährungsbezogenen Aktion.

Untersuchungen über den Wandel von Eßgewohnheiten in Präventionsstudien in den USA (McGraw 1981) haben gezeigt, daß die Chance für dauerhafte Veränderungen dann am größten ist, wenn nicht nur die Hausfrau, sondern auch die Kinder motiviert sind, besser zu essen. Kinder haben großen Einfluß auf Essensplanung und Kaufentscheidungen in der Familie. Deshalb war eine Schulaktion über Ernährung und Einkauf integraler Bestandteil der Frühjahrsaktion.

Ein weiterer Aspekt der Planung war die Frage der Erreichbarkeit. Ein ländliches Gebiet wie der Landkreis Traunstein zeichnet sich durch geringe Zentralität und kleinteilige Besiedlung aus.

Das am meisten verbreitete Informationsmedium ist die lokale Presse, die von 78% der Bevölkerung regelmäßig gelesen wird. Deshalb war es besonders wichtig, die lokale Presse zur Mitarbeit zu gewinnen.

Zur Verteilung der Rezeptbroschüren wurde die Organisation gesucht, die über die meisten Anlaufstellen im Landkreis verfügt. Sparkassen, Volks- und Raiffeisenbanken verfügen über 100 Filialen im Landkreis. Sie stellten sich dankenswerterweise zur Verfügung.

Die Schüler konnten wir mit Erlaubnis des Staatlichen Schulamtes in den Schulen aufsuchen. Weiterhin verfügt der Landkreis über 3 Einkaufszentren, die Städte Traunstein, Traunreut und Trostberg. Samstags ist dort Einkaufstag, an dem viele Personen aus dem Umland angetroffen werden können.

Aufgrund dieser Überlegungen wurden folgende Aktionsbestandteile durchgeführt:

1. tägliche Rezepte mit Einkaufsliste und Kochtips in 4 lokalen Zeitungen;
2. Verteilung der Rezeptbroschüre „Gesünder essen – Herzenssache" mit Tips und Gymnastikprogramm über die Geldinstitute;
3. Informationsartikel und Berichte in den Tageszeitungen;
4. Ernährungsberatungstelefon;

5. Plakate, Handzettel und „besondere Angebote" bei Bäckern und Metzgern;
6. kalorienreduzierte Angebote in Gasthäusern;
7. Informationsstände an Samstagen in den 3 Städten des Landkreises;
8. Schulaktionen und
9. ein großes Preisrätsel mit attraktiven Gewinnen (dieses Preisrätsel war mit einem Fragebogen verbunden, der zur Auswertung der Aktion diente).

Ergebnisse

Um die Auswirkungen der Frühjahrsaktion einschätzen zu können, wurde nach Beendigung eine Telefonumfrage im Landkreis durchgeführt. Dazu wurde eine Zufallsstickprobe der Haushalte mit Telefon entsprechend ihrer Verteilung im Landkreis angerufen. Die Antwortbereitschaft lag bei 75%, insgesamt wurden 423 vollständige Interviews erreicht.

Reichweite

Von den Befragten konnten sich 264 Personen (62,3%) an die Aktion bzw. an einen Aktionsbestandteil erinnern. 144 Personen (33,9%) hatten eines der vielen Angebote in Anspruch genommen.

Von den besonders wichtigen Hausfrauen im Mehrpersonenhaushalt erreichten wir 66,8%, also zwei Drittel.

Tabelle 1 zeigt, in welchem Maß wir die Bevölkerung mit der Aktion erreicht haben und in welchem Maß sich die Bevölkerung daran beteiligt hat, getrennt nach Altersgruppen und Geschlecht. Mit „erreicht" ist gemeint, daß die Befragten wenigstens ein Element der Gesamtaktion kannten. Mit „Teilnahme" ist gemeint, daß die Befragten von wenigstens einem Aktionsbestandteil Gebrauch gemacht hatten. Um den Wirkungsgrad der Aktion abschätzen zu können, wurde zusätzlich noch berechnet, in welchem Maße die von der Aktion erreichten auch daran teilgenommen haben.

Tabelle 1. Telefonbefragung zur Frühjahrsaktion 1986. Insgesamt erreichte Bürger und Teilnehmer an der Aktion (Erläuterungen im Text)

		≦39 J.	40–49 J.	50–59 J.	≧60 J.	Gesamt
Frauen (Altersgruppen)						
Stichprobe	(n)	107	40	34	75	256
Erreicht	(n)	70	29	25	49	173
Teilnehmer	(n)	37	15	14	36	102
Erreichte/Stichprobe	[%]	65,4	72,5	73,5	65,3	67,6
Teilnehmer/Stichprobe	[%]	34,6	37,5	41,2	48,0	39,8
Teilnehmer/Erreichte	[%]	52,9	51,7	56,0	73,5	59,0
Männer (Altersgruppen)		≦39 J.	40–49 J.	50–59 J.	≧60 J.	Gesamt
Stichprobe	(n)	74	31	23	39	167
Erreicht	(n)	45	18	13	18	94
Teilnehmer	(n)	14	7	9	14	44
Erreichte/Stichprobe	[%]	60,8	58,1	56,5	46,2	56,3
Teilnehmer/Stichprobe	[%]	18,9	22,6	39,1	35,9	26,3
Teilnehmer/Erreichte	[%]	31,1	38,9	69,2	77,8	46,8

Die höchsten Erreichungsgrade erzielte die Aktion bei den Frauen von 50-59 Jahren und von 40-49 Jahren, den niedrigsten bei den Männern über 60 Jahren. Die Aktion erreichte mehr die Frauen als die Männer und bei den Männern v. a. die Altersgruppe bis 39 Jahre.

Rund 40% der Frauen geben an, sich an der Aktion beteiligt zu haben, während es bei den Männern nur etwa ein Viertel ist. Die Beteiligungsraten wachsen mit zunehmendem Alter bei den Frauen, bei Männern ist die höchste Teilnehmerrate in der Altersgruppe von 50-59 zu beobachten.

Es fällt auf, daß in der Gruppe der bis 39 Jahre alten Männer zwar die Aktion den höchsten Bekanntheitsgrad, aber die niedrigste Beteiligungsquote erreicht.

Von besonderer Bedeutung für die Einschätzung einer solchen Aktion ist die Frage, in welchem Maße sich diejenigen, die von der Aktion Kenntnis genommen haben, auch daran beteiligten. Das Verhältnis „Teilnehmer/Erreichte" gibt Auskunft darüber. Diese Beteiligungsraten sind bei Frauen höher als bei Männern und bei älteren Personen höher als bei jüngeren. Die niedrigste Teilnehmerquote weisen die Männer bis 39 Jahre auf, die höchstens diejenigen über 60 Jahre. Das ist gleichzeitig die Gruppe mit dem geringsten Erreichungsgrad.

Bei Frauen, die von der Ernährungskampagne Kenntnis erhielten, lag die Beteiligungsrate bei über 50%, bei Frauen über 60 Jahre bei fast 75%.

Akzeptanz

Die Befragten, die von der Aktion gehört hatten, konnten sie mit Noten von 1 (sehr gut) bis 6 (sehr schlecht) bewerten. Die Durchschnittsnote lag bei 1,85.

Diese hohe Akzeptanz läßt sich u. E. nicht allein aus der Aktion erklären. Entscheidend dazu beigetragen hat das Gesamtbild aller vorausgegangenen Aktionen und der Frühjahrsaktion.

Dieses positive Image von „Modell Bergen" und der mittlerweile große Bekanntheitsgrad des Projekts lassen hoffen, daß der allgemeine Trend zu mehr Gesundheit so intensiviert und langfristig stabilisiert werden kann, daß das Ziel, die Senkung der kardiovaskulären Mortalität, erreicht werden kann.

Beispiel: Prävention durch niedergelassene Ärzte

Das Forschungsprojekt Modell Bergen ist eine temporäre Erscheinung. Von der Anlage her als Gemeindestudie konzipiert, ist eines ihrer Ziele die Verankerung der Prävention im Gemeindegeschehen. Nach Beendigung der Studie sollen die präventiven Bemühungen nicht alle aufhören. Obschon sehr viele Gruppierungen und Institutionen gefordert sind, kommt doch der Ärzteschaft in diesem Bereich eine besondere Verantwortung zu. Eine Telefonbefragung bei den Ärzten im Landkreis Traunstein gibt Anhaltspunkte dafür, wie die Ärzteschaft derzeit ihre Rolle im Bereich der Prävention sieht.

Grundgesamtheit waren alle Allgemeinärzte und Internisten mit eigener Praxis im Landkreis Traunstein. Bei Gemeinschaftspraxen wurde jeweils nur ein Teilhaber befragt. Insgesamt wurden 108 Ärzte angerufen. 19 Ärzte beteiligten sich nicht an der Befragung. 89 Interviews wurden durchgeführt, davon 7 in schriftlicher Form. Die Befragung fand im Juli 1987 statt.

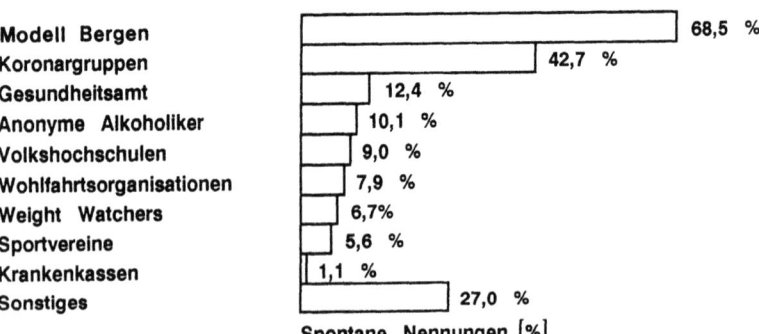

Abb. 2. „Es gibt in Traunstein sicher eine Reihe von Anbietern präventiver Maßnahmen. Können sie die wichtigsten nennen?" (Telephonische Befragung bei Traunsteiner Ärzten, DHP 1987)

Deutsche Herz-Kreislauf-Präventionsstudie (DHP) 27

Abb. 2 zeigt die Antworten auf die Frage, welche Organisationen im Landkreis Prävention betreiben. Es fällt auf, daß eine relativ junge Institution wie Modell Bergen spontan häufiger genannt wird als alteingesessene Organisationen, wie z. B. das Ge-

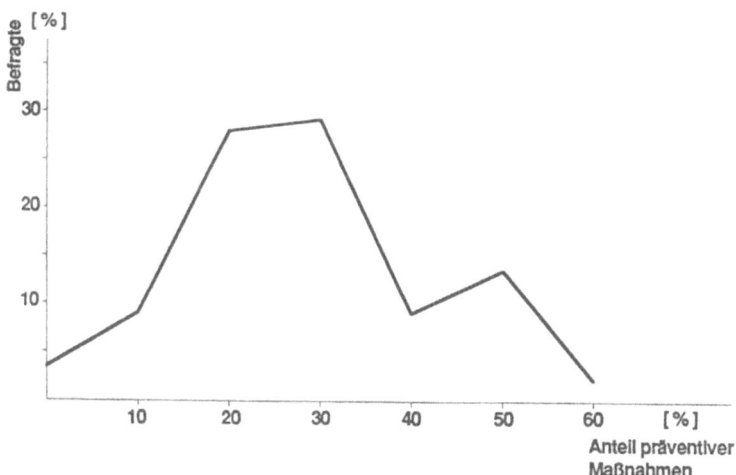

Abb. 3. „Welche Anteile haben präventive und kurative Maßnahmen in Ihrer Praxis?"

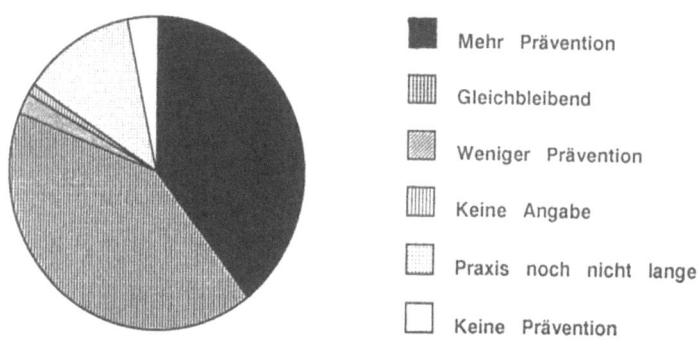

Abb. 4. Frage nach präventiver Tätigkeit: „Hat sich das Verhältnis in den letzten 2 Jahren verändert?" (Telephonische Begragung bei Traunsteiner Ärzten, DHP 1987)

28 E. Feichtinger et al.

sundheitsamt, die Krankenkassen, Volkshochschule oder Wohlfahrtsverbände.

Abb. 3 zeigt, in welchem Ausmaß die Ärzte angeben, in ihrer eigenen Praxis präventiv tätig zu sein. Gefragt wurde nach dem prozentualen Anteil der Prävention im Vergleich zu der Gesamttätigkeit. Präventive Tätigkeit umfaßt dabei sowohl den Bereich der Vorsorgeuntersuchungen wie beratende Gespräche.

Abb. 4 zeigt, wie viele Ärzte angeben, in den letzten 2 Jahren ihre präventiven Tätigkeiten verstärkt zu haben.

Prävention ist wie gesagt eine Gemeinschaftsaufgabe. Es sind viele gefordert und gefordert ist v. a. auch die Zusammenarbeit.

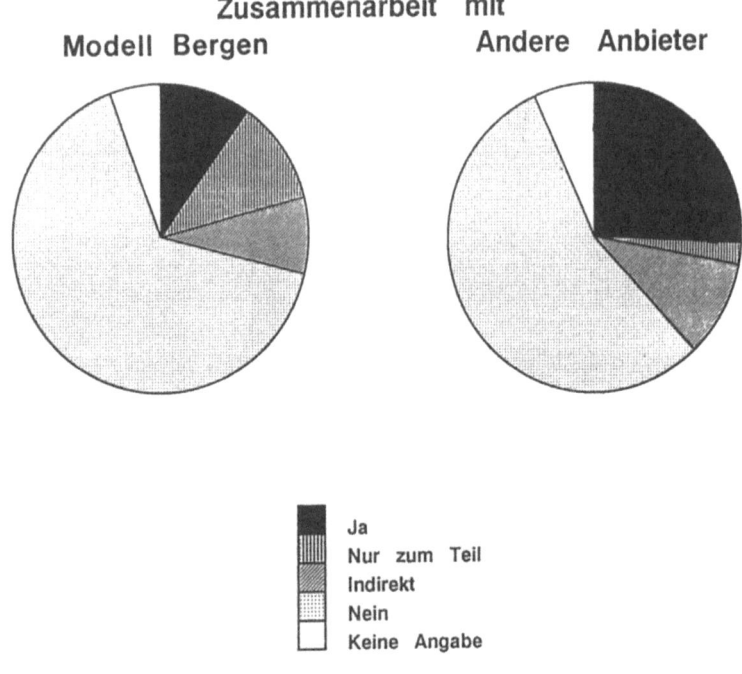

Abb. 5. Frage nach Zusammenarbeit: „Mit welchen Anbietern präventiver Maßnahmen arbeiten Sie zusammen?" (Telephonische Befragung bei Traunsteiner Ärzten, DHP 1987)

Mit Abb. 5 wird gezeigt, inwieweit Ärzte angeben, daß sie mit anderen präventiv orientierten Organisationen zusammenarbeiten. Ungefähr 40% der Ärzte arbeiten überhaupt nur mit anderen Anbietern präventiven Dienstleistungen zusammen, sei es direkt, partiell oder indirekt. Zusammenarbeit mit dem Projekt Modell Bergen gaben fast 30% an.

Abschließende Bemerkungen

Medizinische Prävention von Krankheiten ist nichts eigentlich Neues und Revolutionäres. Die Geschichte der Medizin kann da einige Beispiele bringen. Neu sind allerdings präventiv orientierte Gemeindestudien, die sich aus epidemiologischen Erkenntnissen heraus entwickelt haben (Hüllemann 1986). Man spricht von epidemiologischen Studien der 3. oder 4. Generation. Euphorisch wird die Prävention auch schon mal das „Penizillin des Jahrs 2000" genannt (Cataldo u. Coates 1986). Was sich auf jeden Fall sagen läßt, ist, daß die präventiven Bemühungen noch verstärkt werden müssen, wenn man die zunehmenden Probleme im Gesundheitsbereich, und dabei ist nicht nur an die Kosten gedacht, in den Griff kriegen will. Um dies zu erreichen, ist es vermehrt nötig, daß die betroffenen wissenschaftlichen Disziplinen gemeinsam an den Aufgaben der Prävention arbeiten. In der neueren Literatur ist auch schon vermehrt von Verhaltensmedizin die Rede (Reinecker 1987). Auch Konzepte des „Social Marketing" (Kotler 1975) werden eingesetzt, um Gemeindeprogramme zu forcieren.

Für uns als Modellvorhaben und im Sinne der Theorie der „Diffusion von Innovationen" (Rogers 1983) bedeutet das, daß wir ab und zu mal ganz unbescheiden sind; unsere Devise heißt dann: Tue Gutes und rede davon.

Literatur

Bundesminister für Forschung und Technologie (BMFT) (1984) Forschung zur Gesundheitsvorsorge. Bonn

Cataldo MF, Coates TJ (eds) (1986) Health and industry. A behavioral medicine perspective (Preface). Wiley & Sons, New York Chichester Brisbane Toronto Singapore

Hüllemann K-D (1986) Herz-Kreislauf-Prävention. In: Gross R (Hrsg) Wege der Gesundheitsforschung, Springer Berlin Heidelberg New York Tokyo

Kotler P (1975) Marketing for nonprofit organiszations. Prentice-Hall International, Englewood Cliffs/NJ

Maccoby N, Farquhar JWF, Rogers EM (1982) Acceptance of information concerning health. Communication yearbook. Sage, New York

McGraw S (1981) Diffusion of innovations in families. Dissertation, Pawtucket/RI

Mitschek C, Feichtinger E, Reubel W et al. (1987) Lernziel: Mündiger Verbraucher. Prävention durch Verbraucheraufklärung von Schülern. (Vortrag 23. Wiss. Jahrestagung der Deutschen Gesellschaft für Sozialmedizin und Prävention, Augsburg)

Reinecker H (1987) Verhaltensmedizin als Perspektive für Probleme von Gesundheit und Krankheit. Verhaltensmod Verhaltensmed 1:3–26

Rogers EM (1983) Diffusion of innovations, 3rd edn. Free, New York

Roleff K, Diessbacher K, Hüllemann K-D (1986) Der Sport-Lehrpfad. Ein Sportangebot – vor allem für Leistungsschwache. Herz Sport Gesundheit 4a:55f.

Seeholzer H (1987): Das soziale Lernen nimmt zu. Arbeits- und Erfahrungsbericht aus einer Selbsthilfegruppen-Kontaktstelle im ländlichen Bereich. Parlament 19–20:21

Spiegel I, Poth E, Hüllemann K-D (1987) Der präventive Makrt im Landkreis Traunstein. Durchführung und erste Ergebnisse der to-Erhebung der Angebotsanalyse. DHP-Forum 1:122–134

Vogt M, Mager A, Hüllemann K-D (1986) Gesundheitsfeste – Erfahrungen aus dem Landkreis Traunstein. DHP-Forum 1:103–115

Zukunft und Grenzen der medikamentösen Therapie kardialer Erkrankungen

K. Theisen

Allgemeine Ziele medikamentöser Therapie

Entwicklungen und Probleme der medikamentösen Therapie kardialer Erkrankungen sollen im folgenden diskutiert und sich abzeichnende neue Möglichkeiten besprochen werden. Therapeutische Fortschritte bei der Behandlung kardialer Erkrankungen orientieren sich an bestimmten Therapiezielen.

Ziele medikamentöser Therapie bei Herzerkrankungen
- Verbesserung von Symptomen, z. B. Angina pectoris und Atemnot, allgemein: Steigerung der Lebensqualität;
- Behandlung der Ischämie bei koronarer Herzerkrankung (spontane, belastungsabhängige, stumme Ischämie);
- Verbesserung der Prognose bezüglich kardialer Ereignisse (plötzlicher Herztod, Herzinfarkt), höhere Lebenserwartung;
- Heilung ist nur selten möglich,
- Prophylaxe, insbesondere Behandlung von Risikofaktoren.

Bei der koronaren Herzerkrankung, einer Herzinsuffizienz oder Herzrhythmusstörung handelt es sich in der Regel um chronisch progrediente Erkrankungen, so daß eine Heilung als wichtigstes Therapieziel bis auf seltene Ausnahmen bei entzündlichen Herzerkrankungen oder sekundären Herzerkrankungen, z. B. bei Hyperthyreose, nicht mehr möglich ist.

Liegt bereits eine kardiale Erkankung vor, kann die medikamentöse Therapie den Verlauf günstig beeinflussen, indem ursächliche Faktoren wie z. B. eine Hypertonie bei koronarer Herzerkrankung oder eine Herzinsuffizienz behandelt werden. Die Bedeutung der „klassischen" Risikofaktoren für die Entstehung und Progredienz einer koronaren Herzerkrankung ist in diesem Zusammenhang unbestritten. Wesentlich schwieriger ist jedoch der Nachweis, daß durch medikamentöse Intervention, z. B. durch Senkung des Cholesterinspiegels, eine Lebensverlängerung oder Regression einer koronaren Herzerkrankung erreicht werden kann. Dies gilt insbesondere bei Betrachtung des Nutzens, den der einzelne Patient hat (s. unten).

Die fehlenden therapeutischen Möglichkeiten, bei einmal eingetretenen kardialen Erkrankungen ursächlich einzugreifen, legen den Schwerpunkt der medikamentösen Therapie auf eine Verbesserung der Prognose, also eine Lebensverlängerung. Der Nachweis allerdings, daß dies durch medikamentöse Maßnahmen möglich ist, stößt auf besondere Schwierigkeiten (s. unten).

Unbestritten ist die Bedeutung einer medikamentösen Therapie bei der Behandlung von Symptomen kardialer Erkrankungen. Die Besserung einer Angina pectoris, einer Herzinsuffizienz oder von Herzrhythmusstörungen als Maßnahme zur Verbesserung Lebensqualität rechtfertigt in der Regel eine medikamentöse Behandlung. Im Einzelfall muß jedoch die zu erreichende Besserung der klinischen Symptome eventuellen Nebenwirkungen und Risiken einer Dauertherapie gegenübergestellt werden, die u. U. über Jahrzehnte durchgeführt werden muß.

Bewertung von neuen Medikamenten

Die Tatsache, daß eine Angina pectoris, Herzinsuffizienz und Herzrhythmusstörungen auch durch eine Scheintherapie – Plazebo – günstig beeinflußt werden können, erschwert die Beurteilung der tatsächlichen Wirkung eines neuen Medikaments. Der objektive Wirknachweis ist schwierig und erfordert Untersuchungen, die das Plazeboproblem durch doppelblinde, randomisierte, plazebokontrollierte Cross-over-Studien ausschließen. In vielen Untersuchungen, z. B. mit Nitraten oder Digitalis, wurde dies nicht beachtet. Erst in den letzten Jahren konnte der objektive Wirknachweis von Langzeitnitraten bei der Behandlung der stabilen Angina pectoris geführt werden (Blasini et al. 1983, S. 25).

Erschwert wird die Beurteilung eines Medikaments auch durch Toleranzentwicklung. So sprechen zahlreiche Patienten auf eine Langzeittherapie mit Nitraten bei gleichbleibenden kontinuierlichen Dosen und Wirkspiegeln nach etwa 14 Tagen nicht mehr an (Blasini et al. 1983, S. 26). Als Konsequenz aus dieser Erkenntnis ergibt sich, daß eine Langzeittherapie mit Nitraten nur unter Einhaltung eines täglichen nitratarmen Intervalls möglich ist.

Bei allen medikamentösen Therapieformen muß berücksichtigt werden, daß im Einzelfall die individuelle Wirkung einer zugeführten Dosis entscheidend ist. Gut belegt ist dies wiederum für die Nitrate. Hier läßt sich sagen, daß intraindividuell eine gute Dosis-Wirkungs-Beziehung zwischen Blutspiegel und antiischämischer Wirkung mit Reduktion der ST-Streckensenkung unter Belastung nachgewiesen ist (Kenedy 1985). Bei dem einzelnen Patienten kann jedoch eine Dosis-Wirkungs-Beziehung völlig fehlen (Silber et al. 1986b). Hieraus kann gefolgert werden, daß jeder einzelne Patient seine individuelle Dosis benötigt. Als therapeutische Konsequenz ergibt sich z. B. für die Nitrattherapie, daß man von vornherein eine möglichst hohe Dosis als Dauertherapie wählt, wobei aber eine ansteigende Dosierung zur Vermeidung von Nebenwirkungen zu empfehlen ist. Die z. T. unterschiedlichen Ergebnisse verschiedener Vergleichsstudien mit Kalziumantagonisten, β-Blockern etc. sind nicht zuletzt auch ein Problem unterschiedlicher Wirkung vergleichbarer Dosen.

Das Responderproblem, also das individuelle Ansprechen auf eine bestimmte Präparategruppe, ist bei den zur Behandlung der koronaren Herzerkrankung eingesetzten Substanzen unterschiedlich ausgeprägt: Unter Nitrattherapie kommt es in seltenen Fällen unter Belastung zu einer ungenügenden Senkung der Vorlast (Silber et al. 1987). Bei Kalziumantagonisten streut die Responderrate stark, bei den β-Rezeptorenblockern sind sog. Nonresponder relativ selten (Rudolph et al. 1986).

Der Nachweis einer Prognoseverbesserung durch eine medikamentöse Therapie ist aus verschiedenen Gründen schwierig: Untersuchungen, die eine Abnahme von kardialen Todesfällen oder Reinfarkten bei koronarer Herzerkrankung nachweisen sollen, müssen an großen Patientenzahlen durchgeführt werden, da die Zielkriterien relativ selten auftreten. Aus statistischen Gründen sind Unterschiede bei den in der Regel kleinen Fallzahlen einer Klinik gar nicht zur erfassen. Entsprechende Studien müssen daher multizentrisch gleichzeitig in einer vorgeschriebenen Zeit durchgeführt werden, was zu großen organisatorischen Problemen führen kann.

Bei den hier besprochenen Therapieformen handelt es sich um Dauertherapien. Daher ist es von besonderer Bedeutung, unerwünschte Nebenwirkungen zu erkennen. Schwerwiegende Nebenwirkungen neuer Medikamente werden häufig erst bei Anwendung an großen Patientenzahlen erkannt. Als Beispiel sei das okulomukotane Syndrom nach Behandlung mit dem β-Rezeptorenblocker Practolol oder vermehrt auftretende Herzrhythmusstörungen nach Einsatz des Lipidsenkers Clofibrat erwähnt. Insbesondere, wenn eine Therapie aus symptomatischer Indikation erfolgt, müssen die zunächst günstigen therapeutischen Effekte den evtl. langfristig auftretenden, noch nicht genau abzusehenden Nebenwirkungen gegenübergestellt werden.

Medikamentöse Therapie bei koronarer Herzerkrankung

Behandlung der Ischämie

Klinisch manifestiert sich die Myokardischämie chronisch in den verschiedenen Formen der Angina pectoris und akut im Myokardinfarkt. Die durch die Angina pectoris und die Abnahme der Belastbarkeit bedingte verminderte Lebensqualität begründen ebenso die Therapieindikation, wie die Verhinderung von Myokardinfarkten bzw. Reinfarkten und plötzlichen Todesfällen.

Neben manifesten ischämischen Ereignissen mit Angina pectoris bestehen wahrscheinlich infolge eines defekten Warnsystems sog. stumme Ischämien, die als ST-Streckensenkung im Langzeit-EKG oder unter Belastung in Erscheinung treten. Bei nachgewiesener koronarer Herzerkrankung und pathologischer ST-Streckensenkung im Belastungs-EKG kommt stummen ischämischen Episoden im Langzeit-EKG eine prognostische Bedeutung zu (Gottlieb et al. 1986).

Chronische Ischämien können auch ohne akuten Myokardinfarkt zu Myokardschädigung mit Abnahme der Pumpfunktion führen. Diese Erkenntnis ist ein Argument für eine antiischämische Dauertherapie mit möglichst weitgehender Freiheit von ischämischen Perioden. Problematisch ist z.Zt. die Bewertung von ST-Streckensenkungen in den handelsüblichen 24-Stunden-Langzeit-EKGs. Durch die amplitudenmodulierten Geräte, die zur Analyse von Herzrhythmusstörungen eingesetzt werden, ist eine zuverlässige ST-Streckenregistrierung nicht möglich (Frey et al. 1988).

Der Einsatz der „3 Säulen" der antiischämischen Therapie – Nitrate, Kalziumantagonisten und β-Rezeptorenblocker – beruht auf unterschiedlichen antiischämischen Wirkungen wie der Be-

Tabelle 1. Antiischämische Wirkung von Nitraten, β-Blockern und Ca-Antagonisten durch venöse Vasodilatation, primär kardiale Mechanismen: Senkung der Herzfrequenz (*HF*), Kontraktilität (*Kontr.*) und Koronardilatation (*Kor.Dil.*) sowie den Effekt auf die Nachlast im Sinne einer arteriellen Vasodilatation und Blutdrucksenkung. (Nach Silber 1986)

	Venös	Kardial			Arteriell
	Vorlast ↓	HF. ↓	Kontr. ↓	Kor.Dil.	Nachlast ↓
Nitrate	+++	nein	nein	++	++
β-Blocker	nein	++	++	nein	+
Ca-Antagonisten					
Nifedipin	nein	nein	nein	++	+++
Diltiazem	nein	+	(+)	+	+
Verapamil	nein	+	+	+	++

einflussung der Vorlast, der Nachlast, der Herzfrequenz, der Kontraktilität und einer Koronardilatation (Tabelle 1).

Nitrate werden zur Anfallskupierung der Angina pectoris seit über 100 Jahren eingesetzt. Die chronische Therapie mit Nitraten zur Anfallprophylaxe wird seit ca. 25 Jahren durchgeführt. Der sichere Wirknachweis dieser Therapieform wurde aber erst in den letzten Jahren erbracht. Unterschiede bezüglich der Galenik oder Retardierung lassen sich nicht erkennen. Da Nitrate als einzige Substanzgruppe die Vorlast senken und auch bei jeder Form der Herzinsuffizienz eingesetzt werden können, galten sie als „ideales" antiischämisches Medikament. Lediglich bei anhaltenden Kopfschmerzen oder Hypotension konnten sie nicht angewandt werden. Die Erkenntnis, daß bei kontinuierlicher Gabe eine Nitrattoleranz eintritt, macht jedoch eine kontinuierliche 24-h-Therapie über längere Zeit unmöglich. Zur Vermeidung der Nitrattoleranz sind nitratarme Intervalle notwendig (Silber et al. 1987). Eine antiischämische Therapie über 24 h ist unter Einbeziehung der Nitrate daher nur in Kombination mit Kalziumantagonisten oder β-Rezeptorenblockern möglich (Silber 1986; Silber et al. 1986a). Der erwünschte günstige Effekt der Vorlastsenkung der Nitrate läßt sich auch durch Molsodomin erzielen. Diese Substanz zeigt bei kontinuierlicher Gabe im Gegensatz zu Nitraten keine Aufhebung der Wirkung, Nebenwirkungen wie Kopfschmerzen treten seltener auf (Blasini et al. 1984). Weitere Untersuchungen müssen zeigen, ob diese Substanz den Nitraten in Zukunft überlegen ist (Beyerle et al. 1986).

Die antiischämische Wirkung der β-Rezeptorenblocker durch Herzfrequenzsenkung, Beeinflussung der Kontraktilität und Nachlastsenkung ist gut belegt (Silber et al. 1986a; Subramanian et al. 1982). Ihre Anwendung wird durch individuelle Nebenwirkungen wie Blutdruckabfall, Müdigkeit, Schlaflosigkeit, Muskelschwäche, kalte Extremitäten, Impotenz oder manifeste Herzinsuffizienz eingeschränkt.

Kalziumantagonisten sind eine Entwicklung der letzten Jahrzehnte zur Behandlung der koronaren Herzerkrankungen und des Hochdrucks. Frequenzverlangsamende Kalziumantagonisten vom Typ Verapamil und Dilzem sind von frequenzsteigernden Kalziumantagonisten des Typs Nifedipin zu trennen (Tabelle 1).

Bezüglich der antiischämichen Wirkung, beurteilt an der Abnahme der Angina-pectoris-Häufigkeit, der Belastbarkeit und der ST-Strechensenkung im Belastungs-EKG sind sie mit dem β-Rezeptorenblockern vergleichbar (Abb. 1) (Silber et al. 1986a; Subramanian et al. 1982).

Optimierung der antiischämischen Therapie

Eine optimale Therapie der koronaren Herzerkrankung strebt eine weitgehende Beschwerdefreiheit, aber darüber hinaus auch eine Ischämiefreiheit an. Eine optimale antiischämische Therapie sollte sich daher an den individuellen Verträglichkeiten orientieren und die Ischämiefreiheit durch Belastungs-EKG und ST-Streckenanalyse überprüft werden. Zusatzindikationen bzw. Problemkrankheiten und Kontraindikationen sind zusätzliche Auswahlkriterien entsprechender Medikamente (Tabelle 2).

Untersuchungen der letzten Jahre zeigen, daß eine derartige

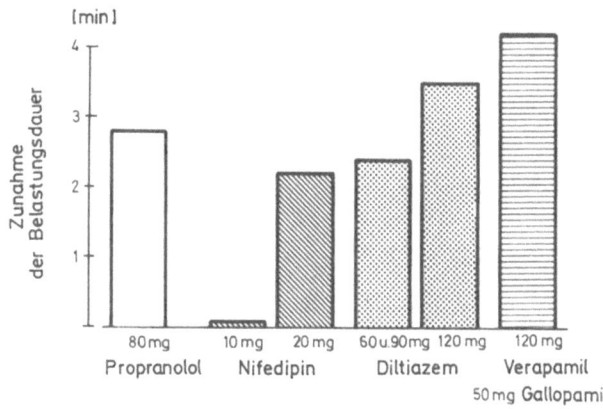

Abb. 1. Die antianginöse Wirkung von Propranolol als Prototyp eines β-Rezeptorblockers wird der Wirkung von verschiedenen Kalziumantagonisten wie Nifedipin, Diltiazem und Verapamil/Galloppamil gegenübergestellt. Beurteilt wird die antiischämische Wirkung bei stabiler Angina pectoris, hier die Zunahme der Belastungsdauer. (Nach Subramanian et al. 1982)

Tabelle 2. Auswahlkriterien für eine individuelle Optimierung der antiischämischen Therapie

Zu berücksichtigen	Therapie
Zusatzindikationen:	
Sinustachykardien	Nitrate in Kombination mit β-Rezeptorenblockern und frequenzsenkenden Kalziumantagonisten Verapamil, Dilzem
tachykardes Vorhofflimmern	Nitrate, Dilzem und Verapamil, bei Hyperthyreose: β-Rezeptorenblocker
Zustand nach Myokardinfarkt mit erhöhtem Risiko	Nitrate und β-Rezeptorenblocker
Ventrikuläre Extrasystolen	β-Rezeptorenblocker, evtl. Kombination mit Antiarrhythmika
Streß	β-Rezeptorenblocker
Problemkrankheiten:	
Schwerer Diabetes mellitus	β-Rezeptorenblocker vermeiden, Indikation für Nitrate und frequenzsenkende Kalziumantagonisten
Schwere periphere und zerebrale arterielle Verschlußkrankheit	Nitrate und Kalziumantagonisten
Kontraindikationen:	
Obstruktive Ventilationsstörungen	Nitrate und Kalziumantagonisten
Sinusbradykardie bzw. AV-Blockierung	Nitrate und Nifedipin
Dekompensierte Herzinsuffizienz	Nitrate, evtl. Nifedipin, cave β-Rezeptorenblocker und Verapamil

Optimierung der antiischämischen Therapie durch eine Kombination der 3 Wirkprinzipien Nitrate, β-Rezeptorenblocker, Kalziumantagonisten erreichbar ist (Silber 1986; Silber et al. 1986a). Eine Kombination mit Nitraten ist sinnvoll, da sie als einzige Substanzgruppe die Vorlast senken. Da eine Monotherapie mit Nitraten infolge der Toleranzentwicklung nicht möglich ist, bietet sich eine individuelle, an der Nitratantwort und den Neben-

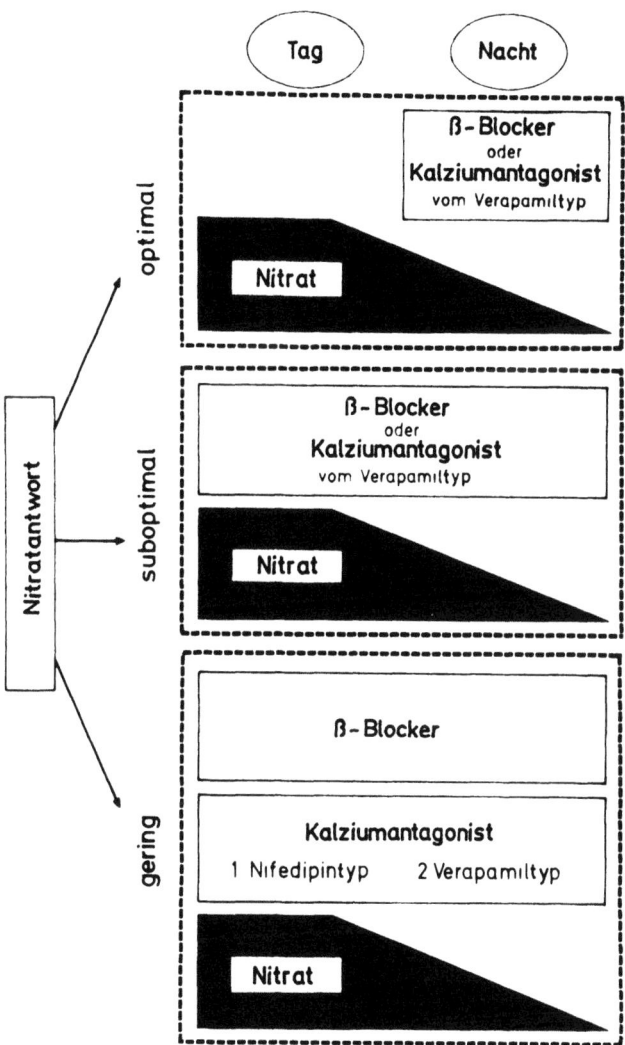

Abb. 2. Möglichkeiten einer Optimierung der antiischämischen Therapie durch die Kombination der verschiedenen Wirkprinzipien. (Mod. nach Silber 1986; Theisen et al. 1986)

wirkungen orientierte Kombinationstherapie an, die die speziellen Kontraindikationen der Kalziumantagonisten und β-Blocker berücksichtigt (Abb. 2).

Bei einer optimalen Nitratantwort, d.h. keine Ischämie mehr im Langzeit-EKG oder Belastungs-EKG unter Nitraten, kann eine Nitrattherapie tagsüber ausreichen, während in der Nachtphase eine Kombination mit β-Rezeptorenblockern oder frequenzsenkenden Kalziumantagonisten sinnvoll ist. Bei suboptimaler Nitratantwort ist auch tagsüber eine Kombination mit β-Rezeptorenblockern oder frequenzverlangsamenden Kalziumantagonisten zu empfehlen. Bei geringer Nitrantantwort ist die Kombination β-Rezeptorenblocker, Kalziumantagonist vom Nifedipin-, Dilzem- oder in seltenen Einzelfällen auch vom Verapamiltyp möglich (Silber et al. 1986a) (Abb. 3). Auch Viererkombinationen müssen im Einzelfall herangezogen werden.

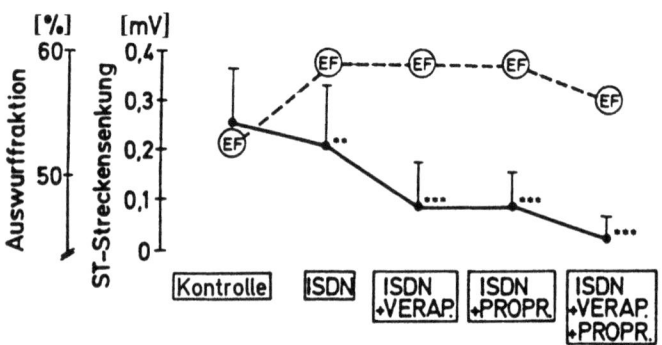

Abb. 3. ST-Streckensenkung im Belastungs-EKG und szintigraphisch bestimmte Auswurffraktion *(EF)* als Parameter einer antiischämischen Wirkung bei einer Langzeittherapie mit Isosorbiddinitrat *(ISDN)*, der Kombination ISDN mit Verapamil *(Verap.)*, ISDN mit Propranolol *(Propr)* sowie der Dreierkombination ISDN + Verap + Propr in einer plazebokontrollierten doppelblinden Crossoverstudie. Ein Unterschied in der antiischämischen Wirkung zwischen der Kombination ISDN + Verap oder ISDN + Propr besteht nicht, die Kombination wirkt besser als ISDN allein. Am stärksten antiischämisch ist die Dreierkombination. Die EF verbessert sich unter ISDN sowie der Kombination mit Verap oder Propr und wird unter der Dreierkombination nur geringgradig schlechter (** $p < 0.02$, *** $p < 0.01$). (Nach Silber et al. 1986a)

Eine antiischämische Therapie läßt sich auch anhand der Belastungstoleranz modifizieren und optimieren. Tritt eine Ischämie nur unter maximalen Belatungsstufen auf, sind β-Rezeptorenblocker und evtl. zusätzlich Nitrate und Kalziumantagonisten sinnvoll. Ischämien bei mittlerer Belastung bis ca. 80 Watt lassen sich mit β-Rezeptorenblockern oder Kalziumantagonisten einstellen, bei Ischämien unter geringer Belastung oder in Ruhe: hochdosierte Nitrate, Kalziumantagonisten oder β-Rezeptorenblocker bis zu einer Ruhefrequenz von 50–60/min (Hollenstein u. Blümchen 1986).

Der optimalen medikamentösen Therapie der koronaren Herzerkrankung kommt auch langfristig eine wesentliche Bedeutung zu: Beim Vergleich koronaroperierter und medikamentös behandelter Patienten ist bezüglich der Beschwerdesymptomatik nach 5 Jahren das operierte Kollektiv (CASS 1983) überlegen. Dieser Unterschied ist aber nach 10 Jahren nicht mehr festzustellen.

Prognoseverbesserung bei koronarer Herzerkrankung

Wesentliche Anstrengungen erfolgten in den letzten Jahren, durch medikamentöse Intervention bei akutem Myokardinfarkt oder chronischer koronarer Herzerkrankung eine Verbesserung der Lebenserwartung zu erreichen. In letzter Zeit zeichnen sich hier, ausgehend von verschiedenen therapeutischen Ansatzpunkten, erste Erfolge ab (s. unten). Ein wesentlicher Punkt für die therapeutische Intervention ist die Identifizierung von Risikopatienten. Es ist heute gut möglich, Patienten mit einem hohen Risiko für einen plötzlichen Herztod z.T. aufgrund nichtinvasiver Untersuchungen wie Auswurffraktion, Ischämie im Belastungs-EKG und ventrikuläre Herzrhythmusstörungen im 24-h-Langzeit-EKG zu erkennen (Jahrmärker et al. 1988; MRFIT 1985).

Medikamentöse Interventionen bei Patienten nach Myokardinfarkt führten zu einer Besserung der Prognose durch Gabe von Nitraten in Kombination mit Hydralazin, wenn gleichzeitig eine Herzinsuffizienz vorlag, sowie bei Patienten mit Zustand nach Myokardinfarkt bei Nachbehandlung mit β-Rezeptorenblockern (Tabelle 3). Untersuchungen an über 30000 Patienten konnten

Tabelle 3. Versuch einer Prognoseverbesserung bei chronisch koronarer Herzerkrankung (in Klammern die jeweiligen Autoren oder die Abkürzungen der entsprechenden Studien)

Untersuchung	Ergebnis
Nitrate: (Bussmann 1983; Rapaport 1985; -HeFT)	eine Herzinsuffizienz gesichert (+ Hydralazin), sonst nur retrospektive Studien
β-*Blocker:* (ISIS, Göteborg, BHAT, Norwegen)	Lebensverlängerung in Untergruppen
Kalziumantagonisten: (SPRINT I und II)	Kardioprotektive Wirkung nicht bewiesen
(Dilzem-Studie MOSS 1988)	Protektive Wirkung nach Myokardinfarkt nachgewiesen
Aspirin: (PARIS I und II)	Unter 3mal 330 mg (+ Dipyridamol) nur *trendmäßig* niedrigere Koronarmortalität
(Weber 1984)	Verringerung der Bypassverschlußraten mit 100 mg
(ISIS II-Studie 1988)	Bei und nach akutem Myokardinfarkt bis zum 35. Tag (160 mg) Reduktion der Letalität

zeigen, daß die vier β-Rezeptorenblocker Atenolol, Metoprolol, Timolol und Propranolol im Gegensatz zu β-Rezeptorenblockern mit sog. intrinsischer Aktivität eine Reduktion der plötzlichen Herztodesfälle und der kardialen Letalität im Mittel um 22% bewirkten.

Prognoseverbesserung nach Myokardinfarkt durch
β-*Rezeptorenblocker*
- Untersuchungen an ca. 30 000 Patienten nach durchgemachtem Myokardinfarkt in 25 randomisierten Studien;
- Senkung der Mortalität durchschnittlich 22% bei β-Rezeptorenblockern ohne intrinsische Aktivität an insgesamt 11 575 Patienten, allerdings nur in speziellen Gruppen;

– davon in 4 Studien mit über 1000 Patienten signifikante Senkung der Letalität durch Atenolol, Metoprolol, Propranolol, Timolol.

Diese Aussage ist allerdings nur eingeschränkt möglich, da in den Studien zahlreiche Patienten bei Kontraindikationen von der Untersuchung ausgeschlossen wurden. Andererseits ließen sich die günstigen Ergebnisse insbesondere bei sog. Hochrisikopatienten – dies waren in erster Linie ältere Patienten mit schlechter Auswurffraktion – erzielen (Silber 1986; Norwegian Multicenter Study Group 1981).

Die Überlegung, daß bei der Entstehung von Myokardinfarkten oder dem Auftreten von plötzlichen Herztodesfällen akute Koronarverschlüsse durch Thrombozytenaggregation eine wesentliche Rolle spielen, haben zur Anwendung von Thrombozytenaggregationshemmern zur Prophylaxe des plötzlichen Herztodes in der Nachbehandlung der koronaren herzerkrankung geführt (Tabelle 3). Dieses Konzept bestätigt sich in der Sekundär-

Tabelle 4. Ergebnisse der Physicians'-Health-Study (Steering Committee 1988) mit Aspirin zur Prophylaxe von Myokardinfarkten, die randomisiert, doppelblind und plazebokontrolliert an über 22000 männlichen amerikanischen Ärzten im Alter zwischen 40 und 84 Jahren ohne bekannte kardiale Erkrankungen durchgeführt wurde. Dosis jeden 2. Tag 325 mg Aspirin. Die Studie wurde nach 5 Jahren abgebrochen, da ein eindeutiger Nutzen bei der Reduktion tödlicher und nichttödlicher Myokardinfarkte nachgewiesen wurde. Die Eignung von niedrigdosiertem Aspirin in der Primärprophylaxe, also bei Herzgesunden zur Verhinderung von tödlichem und nichttödlichem Myokardinfarkt mit einer Reduktion um 47%, konnte nachgewiesen werden

Myokardinfarkte	ASS (n=11037)	Plazebo (n=11034)	Relatives Risiko	95%iges Konfidenzintervall	p
Letal	5	18	0,25	0,11–0,56	0,006
Nichtletal	99	171	0,56	0,44–0,71	0,00001
Gesamt	104	189	0,53	0,42–0,67	0,00001

prophylaxe bei instabiler Angina pectoris und Zustand nach Myokardinfarkt (ISIS 1988; Lewis et al. 1983). Eine ähnliche Entwicklung zeichnet sich auch bei der Primärprophylaxe kardialer Todesfälle – also bei Herzgesunden – ab, wobei der günstige Effekt niedriger Aspirindosen (Lorenz et al. 1984) bestätigt wird (Relman 1988; Steering Committee 1988) (Tabelle 4).

Bei instabiler Angina pectoris, insbesondere bei schweren Formen (Status anginosus, Intermediärsyndrom) besteht ein hohes Infarktrisiko von 10–20%, insbesondere bei Therapieresistenz sowie ST-Streckensenkungen in Ruhe oder unter Medikamenten noch auftretenden stumme ischämische Episoden (Gottlieb et al. 1986; Lewis et al. 1983). Hier hat sich der therapeutische Ansatz, in erster Linie durch Spasmolyse z. B. mit Nifedipin eine Prognoseverbesserung zu erreichen, nicht bestätigt (Tabelle 5). Eine Senkung der Letalität gelingt mit Aspirin (Lewis et al. 1983). In neueren Untersuchungen konnte darüber hinaus belegt werden, daß die Therapie mit β-Rezeptorenblockern allein oder in Kombination mit Nifedipin eine Reduktion der Todesfälle bzw. kardialen Ereignisse bewirken (HINT 1987).

Tabelle 5. Verbesserung der Prognose bei instabiler Angina pectoris (in Klammern die Autoren bzw. Namen der jeweiligen Studien)

Studie	Ergebnis
Aspirin: (Cairns 1985; Lewis 1983)	Hochdosiert: Mortalität verringert niedrig dosiert?
Heparin: (Gore 1987)	Keine Prognoseverbesserung gesichert
Nifedipin allein: (HINT)	Keine Verbesserung (eher Verschlechterung!)
Nifedipin + β-Blocker: (HINT; Muller 1984; Gottlieb 1986)	Prognoseverbesserung
Metoprolol, Propranolol: (HINT; BHAT)	Prognoseverbesserung

Bei akuten Myokardinfakten kann heute als gesichert gelten, daß eine Wiedereröffnung von thrombotisch verschlossenen Gefäßen in einem hohen Prozentsatz möglich ist. Hierdurch wird eine Verbesserung der akuten Prognose sowie der Einjahresüberlebensrate möglich (Chesebro et al. 1987; GISSI 1986) (Abb. 4). Die thrombolytische Therapie ist um so effektiver, je frühzeitiger, d.h. innerhalb von 3 h, sie einsetzt. Die ISIS-II-Studie (1988) konnte darüber hinaus zeigen, daß durch Kombination von Streptokionase und niedrig doesiertem Aspirin (160 mg) der günstige Effekt bis zu 24 h anhält. Die Studie belegt, daß Streptokinase kombiniert mit niedrig dosierter Acetylsalicylsäure die Prognose bei Myokardinfarkten akut und bis zum 35. Tage um mehr als 40% verbessern kann. Aspirin allein senkt die Mortalität ebenfalls um ca. 20%.

Das Therapieprinzip der Erhaltung von Myokard und Vermeidung großer Infarktareale, die letztlich entscheidend für die verschlechterte Langzeitprognose sind, ist erfolgversprechend. Der Erhaltung von gefährdetem Myokard dient auch die Gabe von β-Rezeptorenblockern bei akutem Myokardinfarkt (MIAMI

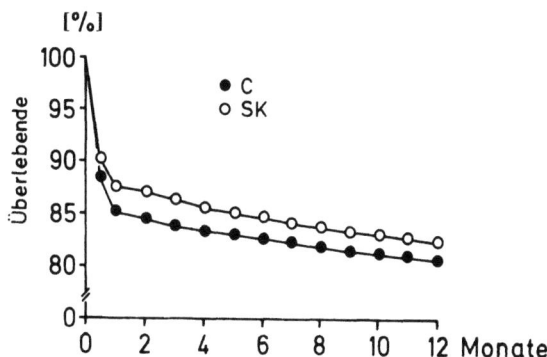

Abb. 4. Die GISSI-Studie zeigt bei akutem Myokardinfarkt nach Streptokinase *(C)* i.v. gegebüber Plazebo *(SK)* an über 11 000 untersuchten Patienten eine Reduktion der Mortalität von 47% bei Gabe von Streptokinase in der 1. Stunde und von 23% innerhalb von 3 h nach Infarktbeginn. Die Reduktion der Mortalität läßt sich gegenüber der Kontrollgruppe auch noch nach 1 Jahr nachweisen

1985) (Tabelle 6). Auch hier läßt sich in bestimmten Untergruppen mit erhöhtem Risiko eine Prognoseverbesserung erreichen. Für die Kalziumantagonisten Verapamil und Nifedipin konnte dies nicht sicher belegt werden. Allerdings scheint sich eine Pro-

Tabelle 6. Verbesserung der Prognose bei akutem Myokardinfarkt (in Klammern die Autoren bzw. Namen der jeweiligen Studien)

Autor/Studie	Ergebnis
Nitrate: (Bussmann 1983)	Bei akuter i.v.-Gabe Prognoseverbesserung in 25–35%
β-Rezeptorenblocker Metoprolol, Atenolol, Propranolol: (Göteborg-, MIAMI-, BAHT-Studien)	Nur bei Patienten mit erhöhtem Risiko signifikante Reduktion der Letalität
Nifedipin: (TRENT-, NAMIS-Studien)	Kein Effekt!
Verapamil: (Crea-Studie 1985; Danish Study Group 1984)	Nur bei <65jährigen Letalität gesenkt
Diltiazem: (Moss 1988)	Bei „nichttransmuralem" Infarkt Prognoseverbesserung
Thrombolyse: (GISSI-, ISAM-, TIMI I- und II-Studien u. a.)	Signifikante Prognoseverbesserung, bei Einsatz innerhalb von 3 h, je ausgedehnter der Infarkt, insbesondere Vorderwandinfarkt, um so größer der Effekt; GISSI-Studie zeigt eine Prognoseverbesserung auch nach 1 Jahr
(ISIS II-Studie)	Streptokinase + Aspirin 160 mg: Letalität akut über 40–60% reduziert, Prognoseverbesserung bis 35 Tage nach Infarkt. Verbesserung der Prognose auch noch bei 24 h altem Infarkt
Heparin: (Zwerner 1987)	Keine Prognoseverbesserung

gnoseverbesserung durch den Kalziumantagonisten Diltiazem abzuzeichnen (Moss 1988).

Beeinflussung von Risikofaktoren

Eine zukünftige Entwicklung müßte sich ganz entscheidend auf die Verhinderung der koronaren Herzerkrankung konzentrieren, wobei die bekannten Risikofaktoren Ansatzpunkte bieten. Während gut belegt ist, daß z. B. die Höhe des Cholesterinspiegels mit dem Auftreten der koronaren Herzerkrankung korreliert, so ist es schwierig, durch Interventionsstudien mit Senkung des Cholesterinspiegels eine Verbesserung der Überlebensrate nachzuweisen. In der Quantalan-Studie wurde eine 7%ige Letalitätssenkung erreicht; allerdings ist die Therapie wegen insbesondere neurologischer Nebenwirkungen problematisch. In neueren Studien, z. B. mit Gemfibrocil, lassen sich hier möglicherweise bessere Ergebnisse erzielen. Das Risiko von ehemaligen Rauchern, einen Reinfarkt zu erleiden, läßt sich nach 2 Jahren normalisieren (Tabelle 7).

Tabelle 7. Versuch der Prognoseverbesserung durch Beeinflussung von Risikofaktoren (in Klammern die jeweiligen Studien bzw. Autoren)

Risikofaktor	Prognose
ω-*Fettsäuren:* (Kroumhout 1985)	Epidemiologische Studien Arteriosklerose günstig beeinflußt
Zigarettenrauchen: (Rosenberg 1985)	Reinfarktrisiko nach 3–5 Jahren nach Abstinenz gleich Nichtrauchern
Fibrate: (WHO-Studie 1984 u. a.)	Mortalität nicht gesenkt (Bezafibrat, Clofibrat, Etofibrat, Fenofibrat)
Cholestyramin: (LRC-Studie 1984)	Kardiale Letalität reduziert (Quantalan)
Lovastatin:	Bisher nur kleine Fallzahlen (HMG-CoA-Reduktase Hemmer)
Gemfibrozil: (Helsinki Heart Study)	26% Reduktion der tödlichen Infarkte, nicht jedoch der Gesamtletalität

Medikamentöse Therapie und individueller Nutzen

Therapieziel von Interventionsstudien ist die Reduktion der Letalität oder von Reinfarkten. Die Erfolgszahlen dieser Studien geben meist eine Besserung von 25–50% an. Diese ist statistisch zwar richtig, bezüglich der Konsequenz für den einzelnen Patienten aber irreführend. Die Betrachtungsweise zugrunde gelegt, welchen Nutzen der einzelne Patient von einer Therapie hat, die für die individuelle Therapieentscheidung von Bedeutung ist, so ist die Frage berechtigt, wieviel Patienten „umsonst" behandelt werden müssen, um ein Leben zu retten. Da auch in den Untergruppen mit hohem Risiko in den Interventionsgruppen Patienten sterben oder unabhängig von der Intervention überleben, wird ein Teil der Patienten ohne Effekt behandelt, um das Leben anderer Patienten zu verlängern (Tabelle 8). Im Einzelfall wird der lebensverlängernde Effekt nicht erkennbar sein.

Wird z. B. unter β-Rezeptorenblockern nach Myokardinfarkt eine Letalitätssenkung um 22% angegeben, so bedeutet das für den einzelnen Patienten, daß 32 Patienten behandelt werden müssen, um einem Patienten das Leben zu verlängern. 150 Patienten werden bei akutem Myokardinfarkt mit einem β-Rezeptorenblocker behandelt, um das gleiche Ziel zu erreichen. In der Quantalan-Studie zur Senkung des Cholesterinspiegels werden 7 Jahre lang 50 Patienten behandelt, damit 1 Patient profitiert.

Diese Betrachtungsweise gibt keinen Anlaß zu therpeutischem Nihilismus, sie soll jedoch zeigen, daß auch unter Berücksichtigung von Nebenwirkungen über eine solche Therapie bei teilweiser jahrelanger Anwendung immer individuell entschieden werden sollte. Letztlich wird es unklar bleiben, ob und welchem Patienten durch die Intervention das Leben verlängert wurde.

Tabelle 8. Individueller Nutzen, den ein Patient durch eine medikamentöse Intervention hat (in Klammern Studien bzw. Autoren) (Mod. nach Silber 1986)

Medikamente zur Reduktion der Mortalität	% Besserung	Anzahl der Patienten, die behandelt werden müssen, um *ein* Leben zu retten	Therapiedauer
β-Blocker bei akutem Myokardinfarkt			
– Metoprolol (MIAMI-Studie, hohes Risiko)	33	32	15 Tage
– Atenolol (ISIS I-Studie, 2 Stunden)	57	24	1 Woche
Nitrate bei akutem Myokardinfarkt (7 Studien)	33	13	24 h
Thrombolyse bei akutem Myokardinfarkt (GISSI-Studie, 1 Stunde)	47	13	ca. 1 h
Aspirin bei bzw. nach instabiler Angina pectoris (kanadische Studie)	60	16	2 Jahre
β-Blocker nach Myokardinfarkt			
– Propranolol (BHAT-Studie, 60 Jahre)	33	19	25 Monate
– Metoprolol (Göteborg-Studie, hohes Risiko)	57	24	3 Monate

Therapie der Herzinsuffizienz

Chronische Herzinsuffizienz – eine progrediente Erkrankung

Eine chronische Herzinsuffizienz wird in der Regel durch Erkrankungen hervorgerufen, die progredient verlaufen. Durch medikamentöse therapeutische Maßnahmen ist nur eine symptomatische Besserung der klinischen Symptome wie Atemnot oder körperliche Belastbarkeit zu erreichen, die je nach Grunderkrankung und Schweregrad unterschiedlich lang anhalten kann. In einigen Fällen sind auch unerwartete Besserungen oder lange Verläufe zu beobachten. Insgesamt ist bei schweren Formen eine dauerhafte Besserung der Prognose nicht möglich (Taylor 1983) (Abb. 5). Ausnahmen sind Krankheitsbilder, bei denen eine ursächliche Therapie, z. B. Behandlung einer Hypo- oder Hyperthyreose bzw. Myokarditis, möglich ist. Operative Korrekturen an der Ventrikelfunktion, z. B. Resektion eines Ventrikelaneurysmas

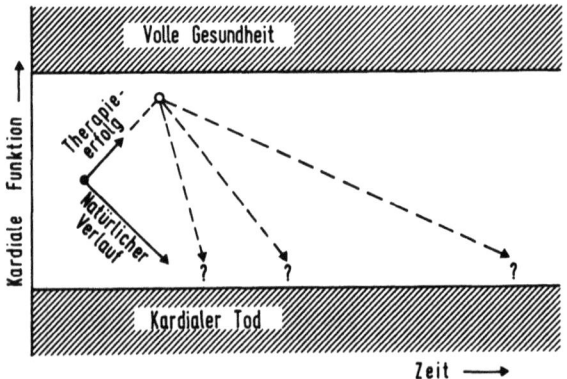

Abb. 5. Bei fortgeschrittener Herzinsuffizienz ist eine Besserung durch medikamentöse Maßnahmen einmal oder auch mehrfach möglich, ohne daß die volle Gesundheit erreicht werden kann. Den Phasen der Besserung folgen aber über einen kürzeren oder längeren Zeitraum hin Dekompensationen und der kardiale Tod. Dieser Verlauf läßt sich nur in seltenen Ausnahmen durch eine kardiale Therapie grundlegend beeinflussen. (Mod. nach Taylor 1983)

oder Korrektur eines Klappenvitiums, haben eine aufschiebende Wirkung.

Eine Prognoseverbesserung bei chronischer Herzinsuffizienz ist bisher durch positiv inotrope Maßnahmen wie z. B. Digitalisierung nicht sicher belegt. Das gleiche gilt für Diuretika (Mulrow et al. 1984). Der Nutzen positiv inotroper Substanzen beschränkt sich bisher auf die Behandlung der akuten Herzinsuffizienz.

Erst in den letzten Jahren wurde durch venöse und arterielle Vasodilatation mit der kombinierten Gabe von Isosorbiddinitrat und Hydralazin eine Lebensverlängerung erreicht (Cohn et al. 1986). Auch nach ACE-Hemmern, die komplexer in die Pathophysiologie der Herzinsuffizienz eingreifen, konnte bei Patienten mit schwerer Herzinsuffizienz die Einjahresletalität im Vergleich zu einer Kontrollgruppe signifikant um 31% verbessert werden. Allerdings zeigen auch hier die Einjahresmortalitätszahlen von 36 bzw. 52% in den beiden Patientengruppen letztlich die schlechte Prognose dieser Patienten (CONSENSUS 1987).

Vor diesem Hintergrund kommt der Erkennung und Behandlung von Grunderkrankungen, die zu einer Herzinsuffizienz führen, eine wichtige Rolle zu. In erster Linie sind dies eine Hypertonie oder eine koronare Herzerkrankung. Bei der koronaren Herzerkrankung (s. oben) ist die Entwicklung einer Herzinsuffizienz infolge ischämischer Schädigungen des Myokards durch akute Myokardinfarkte oder chronische Ischämien, sog. ischämische Kardiopathie möglich. Das Ausmaß ist entscheidend für die weitere Prognose.

Ob durch medikamentöse Maßnahmen, z. B. durch zahlreiche in Erprobung befindliche neue positiv inotrope Substanzen, oder sog. Inodilatatoren bzw. den frühzeitigen Einsatz von Vasodilatoren schon bei leichteren Formen der Herzinsuffizienz eine Verbesserung der Therapie der chronischen Herzinsuffizienz möglich sein wird, kann derzeit nicht sicher abgeschätzt werden.

Vor dem Hintergrund der extrem schlechten Prognose und letztlich fehlender sonstiger therapeutischer Möglichkeiten bei terminaler Herzinsuffizienz sind die Erfolge der Herztransplantation der letzten Jahre zu sehen. Die Einjahresüberlebensrate liegt heute bei 80-90%, die Zweijahresüberlebensrate bei 80% und

Fünfjahresüberlebensraten von 70% sind möglich (Solis u. Kaye 1986; Theisen et al. 1988), während in der Anfangszeit der Herztransplantation nur 20% der Patienten ein Jahr überlebten. Die Erfolge sind durch die Einführung der Cyclosporin A-Therapie und verbesserter diagnostischer Methoden in der Erkennung und Behandlung der Abstoßungsreaktionen möglich geworden. Die Überlebensraten bei terminaler Herzinsuffizienz liegen demgegenüber nach 1 Jahr bei ca. 23% und nach 3 Jahren nur noch bei 4%. Neben der verbesserten Prognose ist für die vor der Transplantation schwerstkranken Patienten die nach einer Herztransplantation feszustellende Lebensqualität wesentlich gebessert. So gaben in einer Studie 41% ihre Lebensqualität nach der Transplantation mit sehr gut und 22 bzw. 26% mit gut bis befriedigend an, nur die von 2 Patienten war nicht gebessert (Yacoub et al. 1985). Unter der Voraussetzung, daß das Spenderproblem eines Tages zu lösen wäre, ist die zukünftige Entwicklung der Therapie der terminalen Herzinsuffizienz wahrscheinlich durch die Herztransplantation zu lösen.

Therapie von Herzrhythmusstörungen

Die Therapieindikation bei Herzrhythusstörungen ist bei subjektiven Beschwerden und zur Rekompensation einer Herzinsuffizienz unbestritten und gerechtfertigt. Sie gelingt durch die zur Verfügung stehenden Antiarrhythmika befriedigend (Theisen 1985).
    Problematisch ist die Indikation zur Verhinderung des plötzlichen Herztodes, der häufigsten Todesursache. Seine Beziehung zu bestimmten Herzrhythmusstörungen ist klar belegt. Unbewiesen ist aber, ob eine Prognoseverbesserung durch Antiarrhythmika möglich ist. Dies ist bisher nur für β-Rezeptorenblocker bei Hochrisikogruppen nach Myokardinfarkt nachgewiesen (s. oben).
    Wesentlich für eine weitere Entwicklung ist zunächst die Definition von Risikogruppen, die durch einen plötzlichen Herztod bedroht sind. Es konnte gezeigt werden, daß bei fehlender kardialer Grunderkrankung auch sog. komplexe, häufige Herzrhyth-

musstörungen die Prognose nicht ungünstig beeinflussen und somit aus prognostischer Sicht keine Therapieindikation besteht (Tabelle 9).

Andererseits lassen sich Hochrisikogruppen, das sind wenige Patienten mit sog. malignen Herzrhythmusstörungen, identifizieren, die eine extrem schlechte Prognose aufweisen. Patienten mit Zustand nach Reanimation oder anhaltenden ventrikulären Tachykardien bei kardialen Grunderkrankungen haben eine Einjahresmortalaität von 30–40%. Hier ist jeder therapeutische Aufwand, medikamentös, chirurgisch, Implantation von Defibrillatoren etc. gerechtfertigt, da eine Prognoseverbesserung erzielbar ist (Theisen 1985).

Umstritten ist die Therapieindikation bei Patienten mit potentiell gefährlichen Herzrhythmusstörungen. Hier läßt sich eindeutig zeigen, daß bei einem Zustand nach Myokardinfarkt, aber auch bei Kardiomyopathien bei mehr als 10 Extrasystolen pro Stunde, sog. komplexen ventrikulären Extrasystolen – Couplets, ventrikulären Tachykardien – in Verbindung mit einer eingeschränkten Pumpfunktion – Auswurffraktion unter 40% – das Ri-

Tabelle 9. Beurteilung des Risikos von ventrikulären Herzrhythmusstörungen sowie der Therapieindikation (*VES* ventrikuläre Extrasystolen, *LV* linker Ventrikel, *EF* Auswurffraktion)

Typ der Arrhythmie	Definition	Therapie
Gutartig	seltene VES, keine Couplets oder Salven, gute LV-Funktion	nur bei subjectiven Beschwerden
Potentiell Gefährlich	häufige VES, Couplets, Salven, schlechte LV-Funktion (EF <40%)	Reduktion der VES und Couplets, keine Salven (Prävention), Therapieindikation umstritten
Maligne	anhaltende ventrikulär-Tachykardie oder Kammerflimmern, schlechte LV-Funktion	Beseitigung der Arrhythmie, Prävention von Rezidiven

siko eines plötzlichen Herztodes bei Vorliegen aller 3 Voraussetzungen 15fach erhöht ist.

Dieser klaren Definition von Risikogruppen stehen bisher fehlende therapeutische Erfolge gegenüber. Durch Antiarrhythmikastudien konnte bisher nicht belegt werden, daß die Prognose von Patienten mit diesen potentiell gefährlichen Herzrhythmusstörungen verbessert werden konnte. Dies ist bisher nur in unkontrollierten Studien nachgewiesen. Zwei größere Studien, die CAST- und TEST-Studie, die mit dieser Fragestellung derzeit durchgeführt werden, müssen vor einer endgültigen Stellungnahme abgewartet werden. Bis dahin sollte die Therapieindikation bei diesen Patienten aufgrund individueller Kriterien geprüft werden.

Schlußbetrachtung

Chronische kardiale Erkrankungen sind in aller Regel progredient. Für die betroffenen Patienten bedeutet dies, daß eine Therapie über längere Zeit, häufig Jahrzehnte, durchgeführt werden muß. Dies erfordert eine große Krankheitseinsicht, da sonst die Mitarbeit als Grundlage für die regelmäßige Einnahme der Medikamente nicht gegeben ist. Eine derartige Patienteneinsicht wird um so leichter zu erzielen sein, je schwerer die klinischen Symptome, z. B. der Herzschmerz, sind. Anders ist die Situation bei z. B. schwerwiegenden Herzrhythmusstörungen, die der Patient nicht bemerkt und bei denen der Nutzen einer medikamentösen Therapie für eine Prognoseverbesserung nicht eindeutig belegt ist. Hier ist die individuelle Risiko-Nutzen-Abschätzung wesentlich. Für eine erfolgreiche Therapie sind auch eine geringe Einnahmehäufigkeit und nur unwesentliche Nebenwirkungsraten entscheidend.

Neue therapeutische Entwicklungen, die zu einer Prognoseverbesserung führen, können rein empirisch ausgetestet werden, wie z. B. β-Rezeptorenblocker nach durchgemachtem Myokardinfarkt. Sie können aber auch Grundlage neuer pathophysiologischer Erkenntnisse sein: So der Nachweis der stummen Ischämie als Untermauerung einer 24-h-antiischämischen Therapie; die

Lysetherapie des akuten Myokardinfarkts mit nachfolgender Beeinflussung der Thrombozytenaggregation durch Aspirin; die Vasodilatation, insbesondere die ACE-Hemmer bei der schweren Herzinsuffizienz.

Um den individuellen Nutzen eines Patienten möglichst optimal zu gestalten, müssen Risikogruppen, die besonders bedroht erscheinen, klar identifiziert werden, um sie gezielt zu behandeln. Ob allerdings „ideale" Medikamente im Sinne einer positiven Beeinflussung – Heilung – oder wenigstens Prognoseverbesserung bei fehlenden Nebenwirkungen zu erwarten sind, ist fraglich. Wahrscheinlich wird auch in Zukunft der Sinn einer Therapie immer am individuellen Nutzen und am Risiko der zu erwartenden Nebenwirkungen zu beurteilen sein.

Literatur

Beyerle A, Reiniger G, Rudolph W (1986) Ausgeprägter antianginöser und antiischämischer Effekt unter Langzeitbehandlung mit Molsidomin: Kein Anhalt für Toleranzentwicklung. Z Kardiol 75:93

Blasini R, Reiniger G, Brügmann U, Rudolph W (1984) Vermeidung einer Toleranzentwicklung unter Isosorbiddinitrat durch Intervalltherapie. Herz 9:166-170

CASS Principal Investigators (1983) Coronary artery surgery study (CASS): A randomized trial of coronary artery bypass surgery. Circulation 68:939-950

Chesebro JH, Knatterud G, Roberts R et al (1987) Thrombolysis in myocardial infarction (TIMI). Trial, phase I: A comparison between intravenous tissue plasminogen activator and intravenous streptokinase. Circulation 76:142-254

Cohn JN, Archibald DG, Ziesche S et al. (1986) Effect of vasodilatator therapy on mortality in chronic congestive heart failure: Results of a Veterans Administration Cooperative Study. N Engl J Med 314:1547-1552

CONSENSUS Trial Study Group (1987) Effects of enalapril in mortality in severe congestive heart failure. Results of the Cooperative North Scandinavian Enalapril Survival Study (CONSENSUS). N Engl J Med 316:1429-1435

Frey AW, Brose W, Flachenecker G, Theisen K (1988) Stumme Myokardischämie im Langzeit-EKG: Ist der Standard der American Heart

Association für die ST-Segment-Analyse ausreichend? Z Kardiol 77:110–114

Gottlieb SO, Weisfeldt ML, Quyang P et al. (1986) Silent ischemia as a marker for early unfavourable outcomes in patients with unstable angina. N Engl J Med 314:1214–1219

Gruppo Ilaliano per lo Studio della Streptochinasi nell Infarcto Miocardico (GISSI) (1986) Effectiveness of intravenous thrombolytic treatment in the acute myocardial infarction. Lancet I:397

HINT Research Group (1987) Report of the Holland interuniversity Nifedipine Metoprolol trial (HINT) research group: Early treatment of unstable angina in the coronary care unit: A randomized, double blind, placebo controlled comparison of recurrent ischemia in patients treated with nifedipine or metoprolol or both. Br Heart J 56:400–413

Hollenstein U, Blümchen G (1986) Die medikamentöse Therapie der koronaren Herzerkrankung. JAMA 7/8:524–526 (dt. Ausgabe)

ISIS Collaborative Group (1988) Results of a large randomized trial of intravenous streptokinase and oral aspirin in acute myocardial infarction ISIS 2. JACC 11 2:232 A

Jahrmärker H, Heimspoth VH, Loew D, Rietbrock N, Kubin S (1988) Herz- und Kreislauferkrankungen. Vieweg & Sohn, Braunschweig Wiesbaden

Kenedy P (1985) Intraindividuelle Dosis-Wirkungsbeziehung von Elantan long. In: Borchard U, Raffleibeul W, Schrey N (Hrsg) Mononitrat. Wolf, München, pp 108–115

Lewis H, Davis J, Archibald D et al. (1983) Protective effects of aspirin against myocardial infarction and death in man with unstable angina. N Engl J Med 309:396–403

Lorenz RL, Weber M, Kotzur J, Theisen K, Schacky CV, Meister W, Reichardt B, Weber PC (1984) Improved aortocoronary bypass patency by low-dose aspirin (100 mg daily). Lancet I:1261–1264

MIAMI Trial Study Group (1985) Metoprolol in acute myocardial infarction (MIAMI). A randomized placebo-controlled international trial. Eur Heart J 6:199–226

Moss AJ and the Multicenter Diltiazem Post-Infaction Research Group (1988) Long-term effect of diltiazem on mortality and reinfarction after myocardial infarction – the MDPIT study. JACC 11/2:27 A

MRFIT, Multiple Risk Factor Invention Trial Research Group (1985) Exercise electrocardiogram and coronary heart disease mortality. Am J Cardiol 55:15

Mulrow CD, Feussner JR, Velez R (1984) Reevaluation of digitalis efficacy. Ann Int Med 101:113–117

Norwegian Multicenter Study Group (1981) Imolol study. Timolol induced reduction in mortality and reinfarction in patients surviving acute myocardial infarction. N Engl J Med 305:801–807

Relman AS (1988) Aspirin for the primary prevention of myocardial infarction. N Engl J Med 318:245–246

Rudolph W, Dirschinder J, Kraus F (1986) Medikamentöse Behandlung der Angina pectoris Med Welt 37:431–437

Silber S (1986) Wann ist ein Patient mit koronarer Herzerkrankung optimal behandelt? Internist 27:525–540

Silber S, Vogler A, Theisen K (1986a) Equal anti-ischemic properties of isosorbide dinitrate plus verapamil and isosorbide dinitrate plus propranolol. A randomized, double-blind and cross-over study. Z Kardiol [Suppl. 3] 75:100–105

Silber S, Vogler A, Theisen K (1986b) Problems of anti-ischemic drug therapy in patients with insufficient nitrate response. J Am Coll 7:28 A

Silber S, Vogler AC, Krause KH, Vogel M, Theissen K (1987) Induction and circumvention of nitrate tolerance applying different dosage intervals. Am J Med 83:860–870

Solis E, Kaye MP (1986) The Registry of the International Society for Heart Transplantation. Third Official Report – June 1986. Heart Transpl 5:2

Steering Committee of the Physicians' Health Study Research Group (1988) Preliminary report: Findings from the aspirin component of the ongoing physicians' health study. N Engl J Med 318:262–264

Subramanian VB, Bowles MJ, Davis A, Raftery EB (1982) Combined therapy with verapamil and propranolol in chronic stable angina. Am J Cardiol 49:125–132

Taylor SH (1982) Promises and disapointment of vasodilatator treatment of chronic heart failure. In: Just H, Bussmann WD (eds) Vasodilatators and chronic heart failure. Springer, Berlin Heidelberg New York Tokyo, p 83

Theisen K (1985) Welche Extrasystolen müssen behandelt werden? Schwerpunktmed 8:19–27

Theisen K, Angermann C, Silber S, Weber M, Jahrmärker H (1986) Überflüssige kardiologische Diagnostik. Internist 27:552–565

Theisen K, Angermann C, Kemkes BM (1988) Indikation zur Herztransplantation: Auswahlkriterien für Empfänger. In: Berghoff A (Hrsg) Kardiologische Rehabilitation 1987. Heenemann, Berlin

Yacoub MH, Al-khadimi RH, Radley-Smith R (1985) Cardiac transplantation – the London experience. Z Kardiol 74:45–50

„Hypertonie im Gespräch" – Ergebnisse einer kontrollierten Studie zur Beeinflussung des Risikoprofils von adipösen essentiellen Hypertonikern*

H.-D. Basler, H. Baumann, H.-H. Becker, H. Bergdolt,
W. Deschner, K.-J. Ebschner, M. Hasper, H.-K. Kies,
E. Nüssel, G. Wenzel, A. Wiesemann

Problemstellung

Das Programm „Hypertonie im Gespräch" wurde entwickelt, um einer Teilpopulation essentieller Hypertoniker, die in der Praxis des niedergelassenen Arztes häufig besondere therapeutische Probleme bereitet, eine zusätzliche Hilfe zu bieten: Es handelt sich um chronisch erkrankte adipöse essentielle Hypertoniker, deren Blutdruck trotz der verordneten antihypertensiven Medikation nicht befriedigend reguliert werden konnte. Das Programm wurde in einem Kooperationsmodell durch eine interdisziplinäre Arbeitsgruppe bestehend aus Allgemeinmedizinern, Soziologen und Psychologen der Medizinischen Hochschule Hannover und der Philipps-Universität Marburg sowie der pharmazeutischen Industrie entwickelt und in verschiedenen Studien auf seine Wirksamkeit hin überprüft. Nachdem durch eine Pilot-Studie (Basler et al. 1981) und eine nachfolgende umfangreichere Studie (Basler et al. 1982) die Effektivität des Einsatzes psychologischer Behandlungsansätze bei adipösen Hypertonikern in der ärztlichen Praxis nachgewiesen werden konnte, wurde das Programm in der heute vorliegenden Form entwickelt und in weiteren Studien erprobt (Basler et al. 1985; Basler 1987).

---

* In Kooperation mit Galenus Mannheim.

Es konnte wiederholt nachgewiesen werden, daß der Einsatz des Programms zu einer deutlichen Gewichtsreduktion der Patienten zwischen 5 und 6 kg führte. Bei etwa einem Drittel der Patienten konnte daraufhin die antihypertensive Medikation verringert oder das verordnete Präparat völlig abgesetzt werden, wobei zusätzlich eine Blutdrucksenkung registriert werden konnte.

Die jetzt vorgelegte Studie geht insofern über die bisher vorgenommene Evaluation des Programms hinaus, als

1. die Diagnose „schlecht eingestellter essentieller Hypertoniker" nicht durch den behandelnden Arzt, sondern durch externe Wissenschaftler anhand der über den Patienten vorhandenen Unterlagen in der Praxis gestellt wurde,
2. zusätzlich zum Gewicht und zum Blutdruck bei allen Patienten der Blut- und Urinstatus erhoben wurde, um Aussagen darüber machen zu können, in welcher Weise als Folge der Teilnahme am Programm zusätzliche Risikofaktoren für Herz-Kreislauf-Erkrankungen beeinflußt werden.

Beschreibung des Programms

Das Programm „Hypertonie im Gespräch" ist ein standardisiertes verhaltenstherapeutisches Programm für die Gruppenbehandlung essentieller Hypertoniker. Es verfolgt das Ziel, eine Blutdruckreduktion durch eine Änderung von Verhalten und Einstellungen der Patienten zu erreichen. Die Verhaltensänderung bezieht sich auf die folgenden Bereiche:

1. Veränderung der Ernährungs-, insbesondere der Eßgewohnheiten, um hierdurch eine Gewichtsreduktion zu ermöglichen;
2. Einschränkung des Kochsalzkonsums;
3. entspannterer Umgang mit alltäglichen Belastungen;
4. Förderung der Medikamentencompliance.

Die Methodik der Veränderung der Eßgewohnheiten folgt den Richtlinien, wie sie von Pudel (1985) beschrieben wurden. Nach einer Verhaltensanalyse, in der insbesondere die Situationen exploriert werden, in denen eine Selbstkontrolle der Nahrungsaufnahme schwerfällt, lernen die Patienten Schritt für Schritt, sich erwünschten Eßgewohnheiten anzunähern. Sie werden anhand anschaulicher Dias und Broschüren über den Kochsalzgehalt der gebräuchlichen Nahrungsmittel aufgeklärt, und es wird ihnen empfohlen, Nahrungsmittel mit hohem Kochsalzgehalt zu meiden. Alternative Formen des Würzens und der geschmackserhaltenden Zubereitung von Nahrungsmitteln, z. B. durch Benutzung des Römertopfes, des Dampfkochtopfes oder der Garfolie, werden demonstriert. Außerdem werden sie angehalten, zusätzliches Salzen von Nahrungsmitteln zu unterlassen.

Zur verbesserten Streßbewältigung setzen wir einfach zu erlernende Atementspannungsübungen ein, die auch unter Alltagsbedingungen durchzuführen sind. Wir planen mit den Patienten individuell entspannende Aktivitäten für Arbeitspausen und Freizeit mit dem Ziel eines Belastungsausgleichs.

Die Medikamentencompliance wird gefördert, indem wir den Nutzen der Medikation zur Sicherung der Gesundheit betonen und Gespräche über die psychischen Barrieren führen, die die Patienten der regelmäßigen Einnahme der Medikamente entgegensetzen. Bedenken der Patienten werden ernstgenommen, die Patienten aber andererseits zur Abwägung von Risiken und Nutzen der Behandlung angehalten.

Die theoretische Konzeption des Programms ist zum einen auf die Verhaltenstherapie, zum anderen auf das "Health Belief Model" bezogen (Becker et al. 1982). Wir streben neben der Verhaltensänderung eine Veränderung von gesundheitsrelevanten Einstellungen und Normen an, wobei die Patienten durch die Arztpraxis und durch Mitpatienten unterstützt werden.

Organisation des Programms

Der innerhalb des Programms zu vermittelnde Lernstoff ist auf 12 Gruppensitzungen von jeweils 90 Minuten Dauer verteilt. Die Sitzungen fanden im Wartezimmer der ärztlichen Praxis statt, wobei die Gruppenleiter sich zum Teil aus dem Praxisinhaber, dessen (Ehe)partner oder Praxispersonal rekrutierten.

Der dreimonatigen Intensivphase des Programms schloß sich eine Nachsorge an, die der Stabilisierung der erreichten Erfolge diente. Die Nachsorge bestand zum einen in mindestens drei weiteren Gruppensitzungen ("booster sessions") im nachfolgenden Vierteljahr sowie im kontinuierlichen weiteren Kontakt zwischen Patient und Arzt im Rahmen der Langzeitbetreuung.

Damit die Gruppenleiter ihre Aufgabe kompetent wahrnehmen konnten, wurden sie innerhalb von 20 Unterrichtsstunden an zwei aufeinanderfolgenden Wochenenden durch Mitarbeiter der Arbeitsgruppe geschult. Hierbei wurden neben der Vermittlung der Inhalte und der theoretischen Grundlagen des Programms v. a. didaktische Techniken zur Arbeit mit Gruppen sowie Kompetenzen zur Steuerung gruppendynamischer Prozesse vermittelt. Der Schwerpunkt lag auf einem Verhaltenstraining unter Einsatz von Rollenspielen.

Während der Arbeit mit der Patientengruppe fand in wöchentlichen Abständen eine Supervision durch einen psychologischen Mitarbeiter des Projekts statt.

Versuchsplan der Studie

Anhand eines Praxisscreenings, das von Mitarbeitern des Institutes für Sozialmedizin der Universität Heidelberg (Leiter: Prof. Dr. E. Nüssel) vorgenommen wurde, wurden anhand der Patientenunterlagen in der Praxis von 9 in der Allgemeinversorgung tätigen Ärzte diejenigen adipösen essentiellen Hypertoniker ausgewählt, die trotz einer medikamentösen antihypertensiven Therapie

- entweder einen nicht im Normalbereich liegenden Blutdruck aufwiesen
- oder aber schwankende Blutdruckwerte erkennen ließen.

Dieser Population sollte das Programm „Hypertonie im Gespräch" angeboten werden, wobei Patienten jeder Praxis nach Zufallskriterien einer Behandlungsgruppe und einer Therapiewartegruppe zugeordnet wurden. Aus diesen beiden Untergruppen sprach der jeweilige behandelnde Arzt jeweils so viele

Patienten an, bis in jeder Praxis maximal 12 Personen sich unter jeder dieser zwei Bedingungen zur Mitwirkung bereit erklärt hatten. Weiterhin wählte der Arzt aus der Patientengruppe derjenigen mit stabilen Blutdruckwerten, den sog. „gut eingestellten Hypertonikern", solche Personen aus, die als weitere Vergleichsgruppe dienen sollten. Somit stehen, um die Effekte der Gruppenbehandlung zu überprüfen, zwei Kontrollgruppen zur Verfügung: eine Wartegruppe „schlecht eingestellter Hypertoniker" und eine Vergleichsgruppe „gut eingestellter Hypertoniker".

Mit allen Patienten, die sich zur Mitwirkung bereit erklärt hatten, wurde durch Mitarbeiter des Instituts für Sozialmedizin in Heidelberg ein standardisiertes Interview durchgeführt, in dem die folgenden Themenbereiche angesprochen wurden:

- Befinden des Patienten und Einschätzung des Gesundheitszustands,
- Gesundheitswissen,
- allgemeines Gesundheitsverhalten (Rauchen, körperliche Aktivität, Ernährungsgewohnheiten),
- Eßgewohnheiten,
- Kochsalzkonsum,
- Medikamentencompliance.

Das gesundheitliche Befinden wurde auf einer Ratingskala eingeschätzt; Gesundheitswissen wurde überprüft durch Fragen zu für den Hypertoniker relevanten Inhalten. Zur Erfassung der Verhaltensmaße wurden die Patienten direkt nach eigenen Verhaltensweisen befragt. Eine Ausnahme bildete die Variable Medikamentencompliance. Hier wurden Barrieren erfragt, die die Patienten daran hindern, die antihypertensiven Medikamente regelmäßig einzunehmen. Hierdurch wird erforscht, welche Patienten sich in einem Konflikt über die Medikamenteneinnahme befinden (vgl. Basler u. Weißbach 1984).

Aus allen erhobenen Maßen werden zur Datenreduktion Indizes berechnet.

Dem Interview schloß sich die Gruppenbehandlung an. Nach deren Beendigung überprüften die Praxisinhaber anhand der von ihnen gemessenen Blutdruckwerte die Medikation der Patienten.

Etwa 3 Monate später folgte das zweite Interview, das von der gleichen Person, die auch das erste Interview erhob, durchgeführt wurde, und das sich erneut auf die gleichen Inhalte bezog.

Am Ende eines jeden Interviews wurde nach einer Ruhephase der Blutdruck des Patienten gemessen. Anschließend wurde auf der Praxiswaage das Gewicht und die Größe in leichter Kleidung ohne Schuhe erhoben. Außerdem wurde die Medikation erfaßt. Den Patienten wurde Blut abgenommen und eine Urinprobe erbeten. Folgende medizinische Parameter wurden ausgewertet: Blutzucker, Triglyzeride, Gesamtcholesterin, HDL-Cholesterin und Harnsäure.

Das 1. Interview wurde im September 1984, das 2. Interview im Frühjahr 1985 vorgenommen.

Die Auswertung der Daten fand teilweise am Institut für Sozialmedizin in Heidelberg, teilweise am Institut für Medizinische Psychologie in Marburg mit Hilfe des SPSS-Programmsystems statt. Zur Auswertung wurden neben univariaten (χ^2-Tests, t-Tests, Wilcoxon-Vorzeichen-Rang-Tests) auch multivariate Verfahren (multiple Varianzanalyse) eingesetzt.

Vergleich „gut eingestellter" mit „schlecht eingestellten" Hypertonikern

Zunächst soll überprüft werden, in welchen Parametern sich die gut eingestellten Hypertoniker der Vergleichsgruppe von den schlecht eingestellten der Wartegruppe unterscheiden, wobei neben soziodemographischen Angaben auch Blutdruckwerte und Gewicht sowie die Laborparameter berücksichtigt werden sollen.

In der Wartegruppe gibt es 60,0% Frauen, in der Vergleichsgruppe 57,1%. Dieser Unterschied ist nicht signifikant ($\chi^2 = 0,04$; df = 1). 85,7% der Personen der Wartegruppe besitzen einen Hauptschulabschluß, in der Vergleichsgruppe sind es 66,7% ($\chi^2 = 2,90$; df = 2; n.s.). Das durchschnittliche Alter der Wartegruppe liegt mit 55,4 Jahren (s = 11,7) nur unwesentlich unter dem der Vergleichsgruppe mit 56,8 Jahren (s=9,1). Auch dieser Unterschied ist nicht signifikant (t=0,47; df=54).

Der Broca-Index der Wartegruppe beträgt im Mittel 126,7% (s=14,9), derjenige der Vergleichsgruppe 128,9% (s=26,4). Da sich in der Vergleichsgruppe ein Patient mit extremem Körpergewicht von 165 kg befindet, sind die Varianzen inhomogen. Dennoch unterscheiden sich die Mittelwerte nicht voneinander (t=0,69; df=54; n.s.). Überraschend ist, daß der Anteil der Patienten mit hypertonen Blutdruckwerten in beiden Gruppen nicht wesentlich voneinander abweicht, wenn die nach dem Interview gemessenen Blutdruckwerte miteinander verglichen werden. So gibt es in der Wartegruppe 51,4% mit hypertonen Blutdruckwerten, in der Vergleichsgruppe 52,4%. Diese Unterschiede sind nicht signifikant ($\chi^2=0,14$; df=2).

Weiterhin kann bei keinem der erhobenen Laborparameter ein signifikanter Unterschied zwischen beiden Gruppen gefunden werden. Weder Glukose, noch Cholesterin, noch Trgilyzeride, noch HDL weisen bedeutsame Differenzen auf.

Es zeigt sich, daß keiner der hier beschriebenen im Interview erhobenen Werte die beiden Gruppen zu differenzieren vermag. „Gut eingestellte" Hypertoniker unterscheiden sich nicht einmal hinsichtlich des Anteils der Patienten mit hypertonen Blutdruckwerten von den „schlecht eingestellten" der Wartegruppe. Es erscheint daher gerechtfertigt, die Patienten beider Gruppen für die nachfolgende Auswertung gemeinsam als Kontrollgruppe zu führen.

Überprüfung der Vergleichbarkeit von Versuchsgruppe und Kontrollgruppe

Da es aufgrund der endgültigen Auswahl der Patienten durch den Arzt weder möglich war, Versuchs- und Kontrollgruppe zu randomisieren noch zu parallelisieren, muß vor einer Überprüfung der Effekte der Intervention sichergestellt werden, daß sich Versuchs- und Kontrollgruppe hinsichtlich der Ausgangswerte der Erfolgskriterien nicht unterscheiden, wobei auch soziodemographische Variablen zu berücksichtigen sind.

Soziodemographische Variablen

Die Gesamtstichprobe besteht aus 137 Patienten, von denen beide Interviews vorliegen. Davon sind 68,6% Frauen. Der Anteil der Frauen in der Versuchsgruppe (75,3%) unterscheidet sich trotz der numerischen Abweichungen nicht signifikant von dem Anteil der Frauen in der Kontrollgruppe (58,9%) ($\chi^2 = 3,399$; df = 1).

Das durchschnittliche Lebensalter der Gesamtstichprobe beträgt 55,5 Jahre (s = 10,2). Der jüngste Patient ist 22, der Älteste 78 Jahre alt. Auch hinsichtlich des Lebensalters unterscheiden sich Versuchsgruppe und Kontrollgruppe nicht (t = 0,36; df = 135).

In der Versuchsgruppe haben 75,8% der Patienten einen hauptschulabschluß, in der Kontrollgruppe sind es 78,6%. Auch diese Unterschiede sind nicht signifikant ($\chi^2 = 0,197$; df = 2). Verheiratet sind oder mit einem Partner leben in der Versuchsgruppe 86,4%, in der Kontrollgruppe 76,8%. Auch diese Unterschiede sind statistisch nicht zu sichern ($\chi^2 = 0,368$; df = 1).

Somit kann von einer Vergleichbarkeit beider Gruppen hinsichtlich soziodemographischer Variablen ausgegangen werden.

Psychologische Variablen

Ihr gesundheitliches Befinden bezeichnen in der Versuchsgruppe 32,1% als gut bzw. sehr gut, in der Kontrollgruppe sind es 37,5% ($\chi^2 = 2,606$; df = 1; n.s.). Weder im Gesundheitsverhalten ($\chi^2 = 3,862$; df = 3) noch im Gesundheitswissen ($\chi^2 = 0,069$; df = 1) gibt es zwischen beiden Gruppen signifikante Unterschiede der Ausgangswerte. In der Versuchsgruppe geben 49,4% der Patienten an, daß sie kein zusätzliches Salz bei Tisch verwenden, in der Kontrollgruppe sind es 33,9% ($\chi^2 = 3,225$; df = 1; n.s.). In der Versuchsgruppe bezeichnen sich 50,6% als compliant, in der Kontrollgruppe sind es 44,6% ($\chi^2 = 0,539$; df = 1; n.s.). Auch die Ausgangswerte der psychologischen Variablen sind somit zwischen beiden Gruppen vergleichbar.

Körpergewicht

Der mittlere Broca-Index in der Versuchsgruppe beträgt 130,2 (s = 17,7) in der Kontrollgruppe 126,8 (s = 20,4). Diese Werte unterschieden sich statistisch nicht bedeutsam (t = 1,77; df = 133).

Medizinische Variablen

Tabelle 1 gibt den Anteil der Patienten in Versuchsgruppe und Kontrollgruppe mit auffälligen Befunden bei den medizinischen Variablen an. Auch hier sind in keinem Fall signifikante Unterschiede zwischen beiden Gruppen nachzuweisen (vgl. Tabelle 4).

Wir können somit davon ausgehen, daß Versuchsgruppe und Kontrollgruppe hinsichtlich der relevanten Kriterien vergleichbar sind.

Ergebnisse

Psychologische Erfolgskriterien

Während in der Versuchsgruppe 32,1% der Patienten ihr gesundheitliches Befinden beim 1. Interview als gut bzw. sehr gut bezeichnen, sind es beim 2. Interview 60,5%. Diese Veränderung ist hochsignifikant (Wilcoxon: $z = 3,549$; $p < 0,01$). In der Kontrollgruppe hat sich eine Veränderung von 37,5% auf 51,8% ergeben. Diese Veränderung ist nicht signifkant (Wilcoxon: $z = 1,103$).

Gesundheitswissen (VG: $z = 3,549$; $p < 0,01$; KG: $z = 0,428$; n.s.) hat sich ausschließlich in der Versuchsgruppe und Gesundheitsverhalten (VG: $z = 2,875$; $p < 0,01$; KG: $z = 2,270$; $p < 0,05$) hat sich stärker in der Versuchsgruppe verändert. Während in der Versuchsgruppe 50,6% der Patienten ihre Speisen beim 1. Interview zusätzlich salzen, sind es beim 2. Interview nur noch 21,0% (Wilcoxon: $z = 4,503$; $p < 0,01$). In der Kontrollgruppe hat sich der Anteil zusätzlich salzender Patienten nicht verändert ($z = 0,188$; n.s.).

Tabelle 1. Vergleich des Anteils der Patienten mit auffälligen Befunden in Versuchsgruppe (n = 81) und Kontrollgruppe (n = 56) vor Beginn der Gruppenbehandlung (t_1)[a]

	Versuchsgruppe			Kontrollgruppe		
	normal	verdächtig	erhöht	normal	verdächtig	erhöht
Blutdruck	12,3	16,0	71,6	7,1	26,8	66,1
Blutzucker	30,9	46,9	22,9	35,7	42,9	21,4
Triglyzeride	53,1	19,8	27,2	58,9	19,6	21,4
Cholesterin	42,0	30,9	27,2	51,8	35,7	12,5
HDL-Cholesterin	39,5	53,1	7,4	32,1	60,7	7,1
Harnsäure	76,5	13,6	9,9	82,1	8,9	8,9

[a] Folgende Grenzwerte wurden festgelegt:

	Normal	Verdächtig	Erhöht
Blutdruck ([mmHg] nach WHO)	normoton	Grenzwert	hyperton
Blutzucker [mg/dl]	< 100	$\geq$ 100 u. < 130	$\geq$ 130
Triglyzeride [mg/dl]	< 150	$\geq$ 150 u. < 200	$\geq$ 200
Cholesterin [mg/dl]	< 220	$\geq$ 220 u. < 260	$\geq$ 260
HDL-Cholesterin [mg/dl]	> 50	< 50 u. $\geq$ 30	< 30
Harnsäure [mg/dl]			
– Männer:	< 7,0	$\geq$ 7,0 u. < 8,0	$\geq$ 8,0
– Frauen:	< 6,5	$\geq$ 6,5 u. < 7,5	$\geq$ 7,5

Der Anteil der Patienten, der die Einnahme von Medikamenten konflikthaft erlebt, hat sich in der Versuchsgruppe von 49,4% auf 28,8% reduziert (Wilcoxon: $z=2,875$; $p<0,01$). Auch in der Kontrollgruppe hat sich eine Reduktion von 55,4% auf 50% ergeben, die allerdings nicht signifikant ist ($z=0,563$).

Somit zeigen die psychologischen Erfolgskriterien eine Wirksamkeit der Gruppenverfahren auf.

Antihypertensive Medikation

Nach Beendigung des Gruppenbehandlungsprogramms vor Durchführung des 2. Interviews wurde von den behandelnden Ärzten bei Versuchs- und Kontrollgruppe die antihypertensive Medikation überprüft. Tabelle 2 gibt die vorgenommenen Veränderungen wieder.

Bei 30,8% der Patienten der Versuchsgruppe konnte die Dosis des Präparates verringert oder das Präparat abgesetzt werden, während das in der Kontrollgruppe nur bei 8,9% der Fall war. Die Unterschiede zwischen Versuchs- und Kontrollgruppe sind hochsignifikant ($\chi^2=9,315$; $df=1$; $p<0,01$). Somit kann die Reduktion der Medikation als spezifischer Effekt der Intervention angesehen werden.

Tabelle 2. Die Veränderung der Medikation in Versuchsgruppe und Kontrollgruppe

	Versuchs-gruppe	Kontroll-gruppe
Medikation unverändert	54,3%	76,8%
Wechsel des Medikaments	11,1%	8,9%
Dosissteigerung	3,7%	5,3%
Reduktion der Dosis	18,5%	3,6%
Medikament abgesetzt	12,3%	5,3%
n	81	56

Gewicht, Blutdruck und Laborbefunde

Das Gewicht der Patienten hat sich in der Versuchsgruppe von $\bar{x} = 86,6$ (s = 16,8) kg um 6,6 kg auf $\bar{x} = 81,0$ (s = 14,9) kg reduziert, was einer hochsignifkanten Veränderung entspricht (t = 7,67; df = 77; p < 0,01). In der Kontrollgruppe ist das Gewicht $\bar{x} = 81,1$ (s = 11,8) kg um 0,8 kg auf $\bar{x} = 80,3$ (s = 11,9) kg gesunken (t = 2,15; df = 53; p < 0,05). Tabelle 3 gibt an, wieviel Prozent der Patienten ihr Gewicht um einen vorgegebenen Betrag verändert haben.

Im folgenden sollen weitere Analysen zur Gewichtsveränderung unter Berücksichtigung der Körpergröße vorgenommen werden, wobei der Broca-Index verwendet wird.

Da bei dem Einsatz multipler t-Tests das Risiko des α-Fehlers stark erhöht wird, soll bei der nachfolgenden Analyse der Befunde eine multiple Varianzanalyse (MANOVA) vorgenommen werden. In Tabelle 4 sind Mittelwerte ($\bar{x}$) und Standardabweichungen (s) der untersuchten Erfolgskriterien zu den beiden Meßzeitpunkten dargestellt, wonach die Ergebnisse einfacher Varianzanalysen (ANOVAS) aufgezeigt werden. Von „Gruppen-

Tabelle 3. Veränderung des Gewichts in Versuchsgruppe und Kontrollgruppe

	Versuchsgruppe	Kontrollgruppe
1,5 kg oder mehr zugenommen	2,5%	19,6%
Gewicht unverändert (< ± 1,5 kg)	12,3%	41,1%
1,5 kg bis 4,9 kg abgenommen	29,6%	25,0%
5,0 kg bis 9,9 kg abgenommen	45,7%	10,7%
10,0 kg oder mehr abgenommen	9,9%	3,6%
n	81	56

effekten" wird dann gesprochen, wenn sich die Verteilungen der untersuchten Variablen zwischen Versuchs- und Kontrollgruppe deutlich unterscheiden. „Zeiteffekte" geben an, ob zwischen den Meßzeitpunkten gleichsinnige Veränderungen in Versuchs- und Kontrollgruppe aufgetreten sind und Interaktionseffekte „Gruppe mal Zeit" beschreiben, ob die Veränderung in der Versuchsgruppe sich deutlich von der Veränderung in der Kontrollgruppe unterscheidet. Nur bei einem signifikanten Interaktionseffekt kann die Veränderung eines Erfolgskriteriums als Folge der von uns durchgeführten Intervention verstanden werden.

Bevor die Effekte bei den einzelnen in die Analyse einbezogenen Variablen überprüft werden, soll zunächst untersucht werden, ob die Effekte im multivariaten Vergleich signifikant werden. Hierbei zeigt sich, daß keine Gruppeneffekte ($F = 1,36$; $df = 8,114$; n.s.), aber Effekte der Zeit ($F = 6,70$; $df = 8,114$; $p < 0,01$) und der Interaktion ($F = 2,71$; $df = 8,114$; $p < 0,01$) nachgewiesen werden können.

Aus Tabelle 4 wird folgendes deutlich:

1. Das relative Gewicht verändert sich signifikant in Versuchsgruppe- und Kontrollgruppe, in der Versuchsgruppe allerdings stärker als in der Kontrollgruppe.
2. Der Blutdruck verändert sich gleichsinnig positiv in der Versuchs- und Kontrollgruppe.
3. Ein positiver Effekt der Gruppenbehandlung ist neben der Gewichtsreduktion auch in einer Veränderung des Cholesterins und der Triglyzeride nachzuweisen.
4. Alle übrigen Effekte sind auf dem vorgegebenen Signifikanzniveau ($p < 0,05$) nicht zu sichern.

Zum Abschluß soll untersucht werden, in welcher Weise sich der Anteil der Patienten, der zusätzlich zu Hypertonie und Adipositas weitere Risikofaktoren aufweist, im Prozeß der Gruppenbehandlung verändert. Als zusätzliche Risikofaktoren werden in die Analyse verdächtige bzw. erhöhte Werte der folgenden vier Variablen aufgenommen: Blutzucker, Cholesterin, Triglyzeride und Harnsäure.

Tabelle 5 zeigt auf, bei wieviel Prozent der Patienten zusätzliche Risikofaktoren gefunden werden konnten. Während sich

Tabelle 4. Mittelwerte (x̄) und Standardabweichungen (s) der Erfolgskriterien in Versuchsgruppe (n = 73) und Kontrollgruppe (n = 50) vor (t₁) und nach (t₂) der Gruppenbehandlung sowie Signifikanzprüfung der Effekte mit Hilfe einer Varianzanalyse (ANOVA)

	Versuchsgruppe				Kontrollgruppe				Effekte		
	t_1		t_2		t_1		t_2		Gruppe	Zeit	Gruppe mal Zeit
	x̄	(s)	x̄	(s)	x̄	(s)	x̄	(s)			
Broca-Index	130,2	(17,7)	120,9	(18,7)	126,8	(20,4)	124,9	(21,5)	n.s.	<0,01	<0,01
p_{syst}	157,4	(20,1)	148,0	(20,7)	160,1	(19,8)	151,7	(17,9)	n.s.	<0,01	n.s.
p_{diast}	94,2	(13,8)	88,9	(13,2)	93,9	(10,6)	91,6	(13,6)	n.s.	<0,01	n.s.
Blutzucker	122,3	(47,1)	112,6	(40,8)	115,1	(35,0)	116,6	(49,2)	n.s.	<0,10	<0,10
Triglyzeride	157,5	(82,9)	144,3	(76,0)	157,5	(77,0)	182,4	(88,3)	n.s.	n.s.	<0,01
Cholesterin	231,5	(46,1)	223,4	(42,9)	214,3	(40,9)	221,0	(40,5)	n.s.	n.s.	<0,01
HDL-Cholesterin	44,5	(12,3)	47,0	(13,1)	44,9	(13,4)	44,5	(12,4)	n.s.	<0,10	<0,10
Harnsäure	5,6	(1,7)	5,4	(1,3)	5,4	(1,8)	5,7	(1,5)	n.s.	n.s.	n.s.

Tabelle 5. Der Anteil der Patienten mit zusätzlich zur Hypertonie und zur Adipositas vorhandenen Risikofaktoren (verdächtige oder erhöhte Werte für Glukose, Cholesterin, Triglyzeride und Harnsäure) in Versuchsgruppe (n = 81) und Kontrollgruppe (n = 56)

	Versuchsgruppe [%]		Kontrollgruppe [%]	
	t_1	t_2	t_1	t_2
Kein zusätzlicher Risikofaktor	8,6	11,1	10,7	14,3
1 zusätzlicher Risikofaktor	30,9	44,4	33,9	16,1
2 zusätzliche Risikofaktoren	23,5	23,5	32,1	42,9
3 zusätzliche Risikofaktoren	29,6	16,0	19,6	23,2
4 zusätzliche Risikofaktoren	7,4	4,9	3,6	3,6

Versuchsgruppe und Kontrollgruppe hinsichtlich der Anzahl zusätzlicher Risikofaktoren zum 1. Meßzeitpunkt (t_1) nicht unterscheiden ($\chi^2 = 3,298$; df = 4; n.s.), sind zum 2. Meßzeitpunkt (t_2) deutliche Unterschiede vorhanden ($\chi^2 = 13,391$; df = 4; $p < 0,01$). Eine Analyse der Veränderungen macht deutlich, daß nur die Versuchsgruppe einen deutlichen Trend in Richtung einer Verringerung des Anteils der Patienten mit mehreren zusätzlichen Risikofaktoren erkennen läßt (Wilcoxon: $z = 3,017$; $p < 0,01$), während in der Kontrollgruppe keine Veränderung nachweisbar ist ($z = 0,909$; n.s.).

Diskussion

Zusammengefaßt lassen sich die Ergebnisse der Studie wie folgt darstellen:

1. Essentielle Hypertoniker, die der behandelnde Arzt als „gut eingestellt" bezeichnet, unterscheiden sich weder hinsichtlich

soziodemographischer Variablen noch hinsichtlich ihres im Interview gemessenen Blutdrucks oder hinsichtlich der Laborbefunde von „schlecht eingestellten" Hypertonikern. Falls die Erklärungshypothese, daß „gut eingestellte" Hypertoniker ihren Blutdruck unter Interviewbedingungen systematisch stärker verändern als „schlecht eingestellte", verworfen wird, bleibt als Interpretation nur die Vermutung, daß die behandelnden Ärzte sich offensichtlich über die Güte der Blutdruckkontrolle bei diesen Patienten getäuscht haben.

2. Ein spezifischer Effekt des Gruppenbehandlungsprogramms kann sowohl in Bezug auf die psychologischen Erfolgskriterien (Befinden, Gesundheitswissen, Gesundheitsverhalten, Salzen, Compliance) als auch in Bezug auf die Reduktion der antihypertensiven Medikation und neben dem Gewicht auch auf den Blutfettspiegel (Cholesterin und Triglyzeride) nachgewiesen werden. Der Anteil der Patienten mit mehreren zusätzlich zu Adipositas und Hypertonie vorhandenen Risikofaktoren vermindert sich erheblich. Ein spezifischer Effekt des Programms auf den Blutdruck, der über die Reduktion der Medikation hinausgeht, ist nicht nachweisbar.

Es wird deutlich, daß der Programmeffekt sich nicht ausschließlich auf eine Gewichtsveränderung und eine Blutdruck-, bzw. Medikationsreduktion beschränkt, sondern daß auch der Blutfettspiegel der Patienten positiv beeinflußt wird und es insgesamt zu einer Verringerung der Anzahl der Risikofaktoren kommt. Mit Hilfe des Programms kann somit das Risikoprofil der Patienten günstig beeinflußt werden.

Wenn wir die Ergebnisse dieser Studie mit denen einer vorausgegangenen kontrollierten Studie vergleichen, in der wir die Effekte des Gruppenprogramms mit denen einer zeitlich intensivierten individuellen Gesundheitsberatung durch den behandelnden Arzt verglichen haben, so zeigen sich durchaus übereinstimmende Befunde: neben einer positiven Veränderung der psychologischen Erfolgskriterien eine Reduktion des Gewichts von durchschnittlich über 5 kg sowie eine Einsparung der Medikation bei etwa einem Drittel der Patienten (Basler et al. 1985). Diese Befunde konnten auch durch die Begleitforschung zum bundesweiten Einsatz des Programms über die Jahre 1984 bis 1986 bestätigt werden (Basler 1987). Die verschiedenen zum Behandlungsprogramm durchgeführten Studien zeigen ein hohes Maß an Übereinstimmung der Ergebnisse, so daß der niedergelassene Arzt, wenn er sich für den Einsatz des Programms in seiner Praxis entscheidet, mit hoher Wahrscheinlichkeit einen erfolgreichen Abschluß erwarten kann. Untersuchungen zu Langzeiteffekten des Programms zeigen auf, daß die Patienten, deren Blutdruck und Gewicht im Rahmen der Langzeitbetreuung durch den behandelnden Arzt regelmäßig kontrolliert und dokumentiert wurde, 2 Jahre nach Beendigung des Programms ihr reduziertes Gewicht gehalten und ihren Blutdruck weiterhin besser kontrolliert hatten als vor der Teilnahme am Programm (Brandt et al. in Vorbereitung).

Die bisher zu den Effekten des Programms „Hypertonie im Gespräch" durchgeführten Studien berechtigen zu der Empfehlung, das Programm auch weiterhin in der Praxis des niedergelassenen Arztes einzusetzen.

Zusammenfassung

Das Programm „Hypertonie im Gespräch" ist ein Gruppenbehandlungsprogramm für adipöse essentielle Hypertoniker in der ärztlichen Praxis auf verhaltenstherapeutischer Grundlage. In einer kontrollierten Studie wurden die Effekte des Programms zur Beeinflussung des Risikoprofils für Koronarerkrankungen an 137 Patienten von 9 in der Allgemeinversorgung tätigen Ärzten überprüft, wobei 81 Patienten der Versuchsgruppe und 56 Patienten einer nicht mit dem Programm behandelten Kontrollgruppe zugeordnet wurden. Versuchs- und Kontrollgruppe sind hinsichtlich soziodemographischer, psychologischer und medizinischer Parameter vergleichbar. Als Ergebnis der Studie zeigte sich 3 Monate nach Beendigung des Programms ein spezifischer Effekt sowohl bei den psychologischen Erfolgskritrien (Befinden, Gesundheitswissen, Gesundheitsverhalten, Salzen und Compliance) als auch bei der Reduktion der antihypertensiven Medikation und dem Blutfettspiegel (Cholesterin und Triglyceride). Patienten der Versuchsgruppe haben im Mittel ihr Gewicht um 5,6 kg reduziert, Patienten der Kontrollgruppe ausschließlich um 0,8 kg. Insgesamt war in der Versuchsgruppe eine deutliche Reduktion des Anteils von Patienten mit mehreren Risikofaktoren zu verzeichnen, so daß dem Programm ein präventiver Effekt zugeschrieben werden kann.

Literatur

Basler HD (1987) „Hypertonie im Gespräch" – Ergebnisse eines bundesweiten Einsatzes des Gruppenprogramms für adipöse essentielle Hypertoniker. MMW 129:703–705

Basler HD, Weißbach I (1984) Diagnostik der Medikamentencompliance durch Befragung des Patienten – eine Untersuchung an essentiellen Hypertonikern. Psychother Psychosom Med Psychol 34:331–335

Basler HD, Haehn KD, Buser K, Dieselhorst V, Dyck HP, Schadt P (1981) Psychologische Gruppenverfahren bei Patienten mit essentieller Hypertonie in einer Allgemeinpraxis – Ergebnisse einer Pilot-Studie. MMW 123:221–224

Basler HD, Brinkmeier U, Buser K, Haehn KD, Mölders-Kober R (1982) Psychological group treatment of essential hypertension in general practice. Br J Clin Psychol 21:295–302

Basler HD, Brinkmeier U, Buser K, Haehn KD, Mölders-Kober R (1985) Psychological group treatment of obese essential hypertensives by lay therapists in rural general practice settings. Psychosom Res 29:383–391

Brandt B, Buser K, Basler HD, Brinkmeier U (in Vorbereitung) Langzeiteffekte des Programms „Hypertonie im Gespräch".

Becker MH, Maiman LA, Kirscht JP, Haefner DP, Drachman RH, Taylor DW (1982) Wahrnehmungen des Patienten und Compliance: Neuere Untersuchungen zur "Health Belief Model". In: Haynes RB, Taylor DW, Sackett DL (Hrsg) Compliance Handbuch. Oldenbourg, München, S 94–132

Pudel V (1985) Eßverhalten. In: Basler HD, Florin I (Hrsg) Klinische Psychologie und Körperliche Krankheit. Kohlhammer, Stuttgart, S 63–79

Indikationsvariablen stationärer Therapie bei parakuten Krankheitsbildern

K.-D. Hüllemann

Ich möchte von den gewandelten Bedingungen sprechen, die unser therapeutisches Vorgehen in zunehmendem Maße bestimmen. Es soll also nicht von dem die Rede sein, was sich in der Medizin bewährte, so wie wir es lernten: Vor die Therapie haben die Götter die Diagnose gesetzt. Ich möchte von den Vorschriften sprechen, die, für jedermann ersichtlich, weniger von den Göttern stammen, sondern menschliche (allzu menschliche) Entscheidungsgrundlagen sind.

Bitte stellen Sie sich für die Ausführung parakute chronische Krankheitsbilder vor. Die klassische Prozedur der Diagnosefindung sei abgeschlossen. Es drohe keine Notfallsituation, die das therapeutische Vorgehen diktieren würde, also kein Herzinfarkt, sondern z. B. ein Koronarkranker, der im Verlauf vielfältigen Störungen seines im Grunde unheilbaren Krankheitsbildes ausgesetzt ist; z. B. nicht das frisch entdeckte Mammakarzinom, sondern die brustamputierte Frau.

Die Periode der großen Fortschritte in der Medizin, diese *klassische Periode der Medizin* geht zu Ende. Immer mehr gewinnt der soziale Kontext an Bedeutung. Unsere entscheidenden Informationen setzen sich nicht mehr ausschließlich aus naturwissenschaftlich belegten Befunden zusammen, sondern es bahnt sich ein Wandel zu einer sozialen Konstruktion von Informationen an.

In diesem kurzen Beitrag kann für das Thema nur Aufmerksamkeit geweckt werden. Dabei ist es nicht mein Anliegen, die

Entwicklungen von sozial-mitkonstruierten medizinischen Informationen zu bewerten, weder positiv noch negativ. Wir dürfen aus berechtigter Sorge und der Einsicht, nicht zu wissen, wohin das einmal führt, nicht den Kopf in den Sand stecken oder erstarren und untätig wie der Bauer bei Horaz warten, bis der Fluß abgeflossen ist.

Ich habe meine Ausführungen in 3 Punkte gegliedert:

- Beispiele,
- Erklärungsmodelle,
- Schlußfolgerung.

Beispiele von Indikationsvariablen aus 3 Bereichen

Gesetzgeberischer Bereich

1) *§ 184 / 184a RVO*

§ 184: Krankenhauspflege wird zeitlich unbegrenzt gewährt, wenn die Aufnahme in ein Krankenhaus erforderlich ist, die Krankheit zu erkennen oder zu behandeln oder Krankheitsbeschwerden zu lindern.

§ 184a (Behandlung in Kur- oder Spezialeinrichtungen): Die Kasse kann Behandlung mit Unterkunft und Verpflegung in Kur- oder Spezialeinrichtungen gewähren, wenn diese erforderlich ist, um eine Krankheit zu heilen, zu bessern oder eine Verschlimmerung zu verhüten.

Für manche Krankheitszustände ist also nach dem Gesetzestext eine Behandlung nach § 184 *oder* § 184*a* möglich. Diese Unklarheit führt zu mannigfaltigen Verwirrungen, v. a. aber zu unterschiedlichen Therapien (bezüglich Institution, Dauer usw.) für manche identischen Krankheitsbilder: Der Gesetzesparagraph ist dann für die Therapieart bestimmend, nicht die medizinische Begründung.

2) *Änderung des Bewertungsmaßstabs* von Kostenerstattung für erbrachte Leistung in prospektive Bezahlung für diagnostische Gruppen (DRG).

Der amerikanische Tax-Equity and Fiscal Responsiblility Act von 1982 führte zu einer „dramatischen" („dramatically") Veränderung der Abschlußdiagnosen im Krankenhaus. Rund 30% aller Krankenhausentlassungen waren betroffen. Die Gesetzgebung erteilte der Health Care Financing Administration die Directive, den Vergütungsmodus zu ändern von „fee for service" in „prospective payment system". Es wurde nun für „diagnosis-related groups" (DRG) im voraus ein Pauschalbetrag gezahlt.

Die Auswirkungen dieses neuen Bewertungsmaßstabs sind in 2 Bereichen anzutreffen: 1) im Bereich der *Information* (Krankheitsstatistik, Spezifizierung und Zuordnung von Krankheiten usw.) und 2) im Bereich *Patientenversorgung* (Aufenthaltsdauer, Modalität der Behandlung wie stationär oder ambulant oder Art des Krankenhauses, operatives oder konservatives Vorgehen usw.).

Durch die Neuregelung der auf die diagnostische Gruppe bezogenen Abrechnung muß der Arzt seine Diagnose in der entsprechend neuen „abrechnungsfähigen" Weise abfassen, damit das Krankenhaus für erbrachte Leistungen, z.B. eine längere Verweildauer, kostendeckend arbeiten kann. Es kann sich deshalb eine Verschiebung der diagnostischen Formulierungen in die Richtung ergeben, die mit einer höheren Kostenbewertung einhergeht.

Zum Beispiel zeigt die alternative diagnostische Beschreibung der chronisch-obstruktiven Lungenerkrankung eine Bewertungsbreite von 0,7996 bis zu 1,5526.

Als mögliche Folgen dieser Bewertungsumstellung könnte der Rückgang der Magen-Darm Ulzera in der offiziellen Krankenhausstatistik interpretiert werden. Ist das Ulkusleiden wirklich zurückgegangen? Haben wir eine bessere ambulante Therapie oder finden sich diese Patienten unter einer anderen Diagnosegruppe?

Auffällig ist jedenfalls, daß zwischen 1979 und 1983 die diagnostischen Beschreibungskategorien von Ulzera, die finanziell höher bewertet werden, ansteigen, wohingegen die „am schlechtesten bezahlten" Magen- und Darmgeschwüre weniger häufig auftreten.

Nun mag man solche Beispiele nur als eine Bestätigung der gängigen Meinung betrachten, daß man Statistiken nie trauen darf, gemäß dem Motto: „Mit Statistik kann man alles beweisen." Man darf sich das aber nicht so einfach machen. Der neue prospektive Bewertungsmaßstab hat deutliche Veränderungen in den *Therapie*gewohnheiten ausgelöst. Außer der Auswirkung auf die Verweildauer, der Zuweisung zu bestimmten Institutionen, gibt es auch direktere *therapeutische* Konsequenzen. Zum Beispiel wurde vor der Umstellung der Kostenerstattung die PTCA in die Kategorie der offenen Herzchirurgie eingeordnet. Das ließ die Zahl der Untersuchungen exzessiv („excessive") ansteigen. Die medizinisch wohl begründete Umgruppierung und die neue finanzielle Bewertung der PTCA könnte andere Entwicklungen einleiten.

Fassen wir zusammen: „Medizinische Objektivität" wird beeinflußt durch den sozialen Kontext, in welchem sich diese medizinische Objektivität entwickelt, d.h. medizinische Versorgung ist immer abhängig von dem Sozialsystem, welches sich seine medizinische Versorgung aufbaut und finanziert.

Struktur

Marktregulatorische Einflüsse konnten auf das Angebot der PTCA und der Bypassoperation nachgewiesen werden. Ausgehend von einer Datensammlung aus dem Jahre 1983, die 3720 Krankenhäuser betraf, analysierten amerikanische Autoren die Einflüsse der regionalen Wettbewerbsstruktur und die Einflüsse von staatlichen, wissenschaftlichen Regularisierungsprogrammen auf das Angebot der PTCA und der Bypasschirurgie. Der Wettbewerbsgrad wurde auf der Angebotsebene der Krankenhäuser bestimmt, die in einem bestimmten Areal das Angebot eines Herzkatheterlabors und der Herzchirurgie machen können. Man suchte die Nachbarinstitution jeweils im Umkreis von 24 Kilometern. Es gibt Regionen mit mehr als 20 kardiologisch hochspezialisierten Krankenhäusern.

Gleichzeitig wurde der Einfluß einer wissenschaftlichen Studie über Regulationsmöglichkeiten für diese hochspezialisierten kardiologischen Eingriffe untersucht. Diese Studie wurde von der

Health Care Financing Administration gesponsort. Das Ergebnis zeigte, daß eine hohe Wettbewerbsdichte zur PTCA und Bypasschirurgie hochsignifikant ermutigt ($p<0{,}0001$). Im Gegensatz dazu vermindern (wörtlich entmutigen – „discourage") Regulationsprogramme den Einsatz dieser speziellen kardiologischen Operationen.

Diese Untersuchung führt noch zu zwei weiteren Erkenntnissen: 1) Die Verdopplung des klinischen Angebotes geht mit höheren finanziellen Aufwendungen pro Fall einher. 2) Die Ergebnisse für den einzelnen Patienten sind ungünstiger, da in den Regionen mit hohem Wettbewerb die Fallzahlen pro Krankenhaus unter 200 pro Jahr abfallen. Aus vergleichenden Untersuchungen ist bekannt, daß „37 Todesfälle im Zusammenhang mit Bypasschirurgie vermieden werden könnten für jeweils 1000 Patienten, die verlegt würden von einem Krankenhaus, welches nur 215 oder weniger Eingriffe pro Jahr durchführt, in ein Krankenhaus, welches mehr als 215 pro Jahr durchführt".

Unsere Erfahrungen – denn wir haben Patienten aus einer Vielzahl von Herzzentren und herzchirurgischen Zentren weiterzubetreuen –, bestätigen die amerikanischen Untersuchungen insofern, als in Regionen mit größerer kardiologischer Versorgungsdichte häufiger invasiv vorgegangen wird als in kardiologisch dünn besiedelten Gebieten. Das kann in unserem Land, in dem wir nicht über eine solche Dichte an Herzzentren verfügen wie die USA, auch seine guten Seiten haben. Aber mitunter kann man sich manchmal des Eindrucks nicht erwehren, daß einzelne Zentren die Indikation zu eingreifenderen Maßnahmen besonders breit stellen.

Konzeptualisierungseinflüsse

Wenn bisher Beispiele von eher übergeordneten Einflüssen besprochen wurden, wie gesetzgeberische Maßnahmen, Diagnosenklassifikationen oder Marktstrukturen, soll als letztes ein Beispiel aus jenem Bereich angeführt werden, in dem Konzeptualisierungseinflüsse, Ideologie, Lehrmeinungen und persönliche Überzeugung zu bestimmten Lehrmeinungen eine Rolle spielen. Es eignet sich für die Darstellung kaum ein Gebiet besser als jenes der Psychologie und Psychotherapie. Ich möchte mich auf die vielfältigen psychologischen Konzeptualisierungen nicht einlassen. Der Einfachheit halber und der didaktisch guten Gegenüberstellbarkeit wegen möchte ich an zwei Krankheitsfällen mit verzögerter Trauerreaktion zwei unterschiedliche Sichtweisen mit ihren Implikationen für die Therapie darstellen.

Für die Charakterisierung der Unterschiedlichkeit der Sichtweisen beziehe ich mich auf Wiesenhütter (1975, S. 85), der bei der Beschreibung des Stellenwertes von V. Frankl in der Psychotherapie folgendes ausführt:

... daß Frankl nicht eigentlich Tiefenpsychologe ist, sondern eine „Höhenpsychologie" als Korrektiv zur Tiefenpsychologie anstrebt. [Und weiter:] Freud hält Frankl entgegen, daß nur sein materialistisches Schema, dessen er sich bewußt rühme, zu der Selbstüberschätzung der Psychoanalyse geführt hätte ... heute seien zwar nicht mehr alle Psychoanalytiker Materialisten, aber die durch den Mechaniker und Materialisten Freud grundgelegte Vernachlässigung der Dimension des Geistigen, der Freiheit und der Verantwortlichkeit sei noch nicht überwunden. [Und abschließend:] An die Psychoanalyse sei die Frage zu richten, ob heute nicht das wichtigste ist, nicht Krankheiten und Mechanismen, sondern Menschen zu behandeln, damit sich nicht die Aggression gegen den Geist zu einer Regression in den Ungeist auswachse.

Kommen wir nun zu zwei Beispielen. Es handelt sich in beiden Fällen um den Verlust des Ehepartners.

Zunächst die Vorgehensweise aus der Sicht eines Tiefenpsychologen (die Patientin hatte sich erst teilweise von dem vor 2 Jahren verstorbenen Ehemann lösen können): Es müssen jetzt die Möglichkeiten in der Therapie erarbeitet werden, daß „die Fäden zu dem Verstorbenen endgültig abgeschnitten werden" (es wird mit den Fingern der Scherenschlag beim Abschneiden von Fäden dargestellt). In einem Prozeß der vertieften Bearbeitung sollen die Gefühle in ihren frühen Wurzeln geklärt werden. Das mag manchmal auch schmerzlich sein, wo man auf kränkende und aggressive Gefühle stößt, z.B. aggressive Gefühle dem Verstorbenen gegenüber.

Die Grundeinstellung des Tiefenpsychologen, der mit diesem Fall befaßt war, ist vielleicht so zu verstehen: Es gibt einen *wahren* Urgrund und es gibt wahre Gefühle, die mit therapeutischer Technik entdeckbar sind und mit diesen wahren, gewissermaßen naturgegebenen Voraussetzungen könnte der Patientin eine Möglichkeit geschaffen werden, auf lange Frist ihre Beschwerden zu überwinden. Die hier gegebene Interpretation ist vielleicht nicht ganz fachrichtig. Worauf es bei der Interpretation ankam, war die *grundsätzliche Wahrheitssuche*. Vielleicht ist diese *grundsätzliche* Überzeugung am besten charakterisiert durch die eigenen Worte des Therapeuten, der einmal sagte: „Die Wahrheit ist die Wahrheit."

Nun ein Behandlungsbeispiel durch den von Wiesenhütter so gekennzeichneten „Höhenpsychologen" V. Frankl. Wieder handelt es sich um den Verlust des Ehepartners, diesmal der Frau. Ich zitiere eine Ausführung von Heinz von Foerster (1987, S. 156). Er gab dieses Beispiel in einer Arbeit über „Erkenntnistheorien und Selbstorganisation".

[Der trauertragende Mann] zog sich in tiefster Verzweiflung völlig von der Welt zurück. Er wollte mit niemandem mehr sprechen, aß kaum, hatte alle Hoffnungen aufgegeben und saß stumm und teilnahmslos in einem Winkel seiner Wohnung. Schließlich gelang es Freunden, ihn zu überreden, Viktor Frankl aufzusuchen. [Etwa eine Stunde sollen die Männer miteinander gesprochen haben, dann habe Dr. Frankl die Frage gestellt:] ‚Angenommen, Gott gäbe mir die Macht, eine Frau zu erschaffen, die sich von der Ihren nicht unterscheidet. Nicht nur gleicht sie Ihrer Frau im Äußeren, in Bewegung und im Sprechen, sondern auch gemeinsame Erlebnisse sind in ihrer Erinnerung so wie in der Ihren. Jede Prüfung, die Sie stellen könnten, würde keine Verschiedenheit ergeben. Ich frage Sie nun: soll ich diese Frau erschaffen?' Der Mann schwieg eine lange Zeit. Dann antwortete er: ‚Nein'. Darauf verabschiedete er sich und begann langsam, sich wieder dem Leben zuzuwenden.

„Wie war das möglich? Was ging in diesem Menschen vor?" so fragte von Foerster später einmal Dr. Frankl. Und dieser antwortete: „Wir sehen uns mit den Augen des anderen. So als sie starb, wurde er blind. Als er sah, daß er blind war, konnte er sehen."

Das Ergebnis von Frankl besticht durch die Kürze der Intervention. Ob die tiefenpsychologische Vorgehensweise auf lange Sicht vielleicht nicht den besseren Erfolg bringt? Wir haben die Daten über den vorgestellten Fall nicht, um hierüber eine Aussage zu machen.

Gezeigt werden sollte, daß eine gegensätzliche Lehrmeinung zu unterschiedlichem therapeutischen Vorgehen beim gleichen Krankheitsbild veranlaßt. Vielleicht ist die tiefenpsychologische Position kennzeichenbar durch die Grundfrage: Warum? Also die Frage nach dem Grund und dem Grundsätzlichen, letztlich die Frage nach der Wahrheit. Die „höhenpsychologisch" Fragestellung könnte gekennzeichnet werden mit der Frage: Wozu? Welchen Sinn hat das in diesem spezifischen Fall? Dabei scheint vielleicht nicht der grundsätzliche Lebenssinn, sondern der *praktische Lebenssinn, die Lebensmöglichkeit im Alltag* aus der Sicht des betroffenen Patienten gemeint zu sein. Die Frage nach der grundsätzlichen Wahrheit scheint nicht gestellt zu sein.

Fassen wir zusammen. Soziale Konstruktionen und persönliche Überzeugungen bestimmen therapeutische Vorgehensweisen wesentlich mit. Medizinische Behandlung, auch Psychotherapie, ist Kulturmaterial.

Theorieverpflichtete Zwänge und unangepaßte pathologisierende Interpretationen können entstehen, wenn wir uns nicht der Fehlermöglichkeit bewußt werden, die uns unsere Überzeugung und unsere theoretischen Konzepte und Modelle auferlegen.

Im folgenden soll auf solche Schwächen und auch Stärken von Konzepten eingegangen werden.

Erklärungsmodelle

Subjektive Wahrscheinlichkeit

Sorembe (1975) beleuchtete in einer Arbeit die Frage nach der Abhängigkeit einer Entscheidung von objektiver, gegenüber subjektiver Wahrscheinlichkeit. Es ließ sich zeigen, daß in einem mittleren Bereich objektive Wahrscheinlichkeit und subjektive Wahrscheinlichkeit übereinstimmen, daß aber in Grenzbereichen die subjektive Wahrscheinlichkeit von der objektiven Wahrscheinlichkeit abweicht. Die objektive Wahrscheinlichkeit, im Lotto zu gewinnen, ist gering. Die subjektive Wahrscheinlichkeit wird aber hoch angenommen. Man nennt in der Psychologie diese Überschätzung eines seltenen Ereignisses „Konservatismus". Auch die Äußerung mancher Patienten „warum gerade ich" oder „damit hätte ich niemals gerechnet" erklärt sich aus der Tendenz, die subjektive Wahrscheinlichkeit in den Grenzbereichen zu überschätzen.

Konstruktivismus

Ich möchte Sie nun mit einem theoretischen Konzept bekanntmachen, das mir geeignet erscheint, neue flexiblere therapeutische Perspektiven zu eröffnen. Ich meine die erkenntnistheoretische Richtung, die sich unter dem Begriff Konstruktivismus zusammenfassen läßt. Die Grundannahme besteht darin, daß wir die Wirklichkeit immer nur mit unseren Augen sehen und niemals ganz sicher sein können, daß die Wirklichkeit wirklich so ist. Und schließlich, selbst wenn unser Eindruck von der Wirklichkeit, wie wir meinen, daß sie ist, mit der Wirklichkeit selbst, nämlich wie sie wirklich selbst ist, übereinstimmen sollte, so sind wir doch nicht in der Lage, dieses sicher zu erkennen.

Zwei bahnbrechende Ausarbeitungen zu diesem Thema möchte ich vortragen.

Die erste stammt von dem großen französischen Mathematiker Poincaré (1895). Er hatte sich sein Leben lang mit der Perzeption von räumlichen Gebilden beschäftigt. 1895 verfaßte er den wichtigsten Artikel über „L'Espace et la géometrie" in der *Revue de métaphysique et de morale*. Er konnte in diesem sehr kurzen, aber bedeutsamen Artikel nachweisen, daß ein sensorisches System, das unbeweglich ausschließlich Wechseln der Sensationen ausgesetzt ist, ohne diese Wechsel durch Eigenbewegung herbeizuführen, im Prinzip nicht in der Lage ist, den Begriff eines Raumes jedweder Dimension zu erlangen. Es ist also nötig, daß „das Motorium" durch willkürliche Bewegungen Veränderungen im „Sensorium" erzeugt, deren Bezugsetzung zu den Aktionen des Motoriums die „Errechnung" eines Raumes gestattet.

Ein jedem Arzt geläufiges Beispiel ist die mangelnde räumliche Orientierung eines Patienten nach Verlust eines Auges. Die neue räumliche Orientierung wird durch motorische Übungen wieder erlernt. Man muß das Ballfangen wieder erlernen. Durch das Erlernen der *motorischen* Fertigkeit gelingt auch ohne die optische Voraussetzung ein durchaus räumliches Erleben, und es gelingt eine räumliche Orientierung, wie sie sich u. a. durch erfolgreiches Ballfangen dokumentiert.

Der zweite große Forscher auf dem Gebiet einer konstruktivistischen Erkenntnistheorie ist der Schweizer Experimentalpsychologe Jean Piaget. Er beobachtete Kinder. Auf Piaget geht zurück, daß die Kinder im Alter von 8 bis 10 Jahren ein Selbstkonzept entwickeltn. Wichtig ist dabei, daß dieses Konzept in vielen Bereichen nicht als präformiertes Muster nur „abgerufen" zu werden braucht, sondern das *Selbstkonzept* muß durch vielfältige Sinneserfahrung entwickelt und „konstruiert" werden. Auch das Erkennen von Gegenständen setzt einen Konstruktionsprozeß voraus. Die Konstanz eines Gegenstandes wird durch wiederholte Wechselwirkungen zwischen Sehen, Betasten, Fühlen und motorischen Aktivitäten erreicht. Zum Beispiel wird ein Apfel als Apfel (wieder)erkannt, wenn sich das sensomotorische Erlebnis einprägte, das sich aus wiederholten Wechselwirkungen zusammensetzt zwischen Farbe, Handgefühl, Bißgefühl und Geschmack. Das Zusammenwirken von Sensorik und Motorik, die Sensomotorik „konstruiert" die (Lebens)realität (Piaget 1937). Piaget erklärt in einem späten Rückblick zu seiner Arbeit: „Immer ist ein Beobachtetes oder ein ‚Faktum' vom Moment der

Wahrnehmung an interpretiert." Er möchte damit, wie vor ihm Poincaré, betonen, daß der Erkenntnisweg, wie wir unsere Umgebung wahrnehmen, in die Wahrnehmung selbst mit eingeht. Die Erfahrung des zurückgelegten Weges ist bedeutungsvoll und beeinflußt unsere Bewertung oder unser Erkennen von Gegenständen. Oder radikaler ausgedrückt: Ohne den Prozeß von Erfahrung und Bewertung bleiben alle Gegenstände ohne Bedeutung. Ohne die konstruktive Kraft des Subjekts bleibt die Welt bedeutungslos.

Verlassen wir diese hochinteressante Forschungsrichtung. Ich wollte nur den Aspekt zeigen, daß wir immer nur mit unseren eigenen Augen sehen können, niemals mit den Augen des Objekts, das wir anschauen. Hanson (1958, S. 9) sagte: „Menschen, nicht ihre Augen sehen. Fotokameras und Augen sind blind."

Wir sind damit bei einem grundsätzlichen Problem der Wissenschaft angelangt. Die großen Physiker haben erkannt, daß alle unsere Maßstäbe und unsere Theorien für unsere Fragestellung zweckdienlich sein, aber niemals den Gegenstand ganz erkennen können, so wie er wirklich ist, im Gegenteil sogar, daß wir durch unsere Theorien uns festlegen (wie mit Scheuklappen), was wir erkennen können. Einstein (Zit. nach Heisenberg 1987, S. 80) sagte: „Die Theorie entscheidet ..., was man beobachten kann." Und Heisenberg (1987) wies in seiner Unbestimmbarkeitsrelation nach, daß jeder Maßstab, den wir anlegen, das zu Messende durch Anlegen eben dieses Maßstabes verändert. Auch die amerikanischen Autoren, die die Einflüsse von finanziellen Bewertungen für Diagnosen untersuchten (s.o) haben für die Grundlage dieses Einflusses die Heisenbergsche Unbestimmbarkeitsrelation herangezogen.

Wir stecken in der Schwierigkeit, den absolut wahren Sachverhalt nicht sicher erkennen zu können oder selbst dann, wenn wir ihn wirklich erkennen, es niemals wirklich wissen können, daß wir ihn erkannt haben. Wir tappen im Dunkeln. Aber wir können uns orientieren, wenn wir anecken, und daraus den Schluß ziehen, daß dies nicht der richtige Weg war. Durch geduldiges Abtasten kann man vorwärts kommen, ohne daß größere Schrammen entstehen.

Schlußfolgerung

Entscheidungsanalyse

Wenn wir nicht wie der Bauer bei Horaz am Ufer des Flusses stehen und darauf warten, bis der Fluß abgelaufen ist, dann sollen wir an die Arbeit gehen. Der erste Schritt ist, daß wir die Variablen, diese Indikationsvariablen als Einflußgrößen für unser therapeutisches Vorgehen erkennen, daß wir auch anerkennen, daß derartige weiche Daten in der menschlichen Natur liegen. Es gibt nun Möglichkeiten, die unter dem Begriff der Entscheidungsanalyse („decision analysis") zusammengefaßt werden, um objektivierbare Daten zu gewinnen, z. B. welchem kranken Menschen durch welche Behandlung in welcher Institution am besten geholfen werden kann, und zwar so, daß die Gemeinschaft am wenigsten dabei belastet wird.

Leider gehen die wissenschaftlichen Arbeiten in der Entscheidungsanalyse nicht ohne eine gehörige Portion Mathematik vonstatten. Vielleicht können wir die Notwendigkeit von Mathematik in der Medizin eher verstehen, wenn wir daran denken, daß wir im Krankheitsprozeß auf immer kleinere Ebenen zurückgreifen, bis in die submolekularen Strukturen. Für diese Arbeiten sind unsere Sinnesorgane zu grob, wir brauchen Vergrößerungsgläser, Mikroskope und Elektronenmikroskope. Wir sollten diesen apparativ gewonnenen Fakten nicht mit unbewaffnetem Auge bzw. unbewaffnetem Verstand gegenübertreten, sondern wir müssen auch hier auf technische Hilfsmittel zurückgreifen. Ich möchte das griffiger ausdrücken: Was für den Wissenschaftler das Mikroskop oder das Elektronenmikroskop ist, das ist für den Arzt, der zu entscheiden hat, ein mathematisches Hilfsmittel, es ist der Computer. Nun glaube ich nicht, daß jeder Arzt in nächster Zeit seine Praxis computerisieren muß, um spezielle Entscheidungsanalysen zu bekommen. Ich weiß, daß viele Kollegen schon jetzt Computer in der Praxis einsetzen, die ihnen z. B. die Hochdruckpatienten, die kontrolliert werden müssen, in gewissen Zeitabständen herausziehen. Der Computer hilft also hier, die Entscheidung zu fällen. Das ist eine Art der Entscheidungsanalyse.

Was jedoch im Rahmen der hier gemeinten Entscheidungsanalyse gemeint ist, ist eine bestimmte Denkweise. Diese Denkweise macht sich im wesentlichen an dem Theorem von Bayes (Zit. nach Braunwald 1984) fest. Wir kennen die Bayes-Analyse schon über 200 Jahre, sie nimmt aber erst ihren Einzug in die Medizin in den letzten 20 Jahren. Worum handelt es sich? Es handelt sich darum, daß die *Erwartbarkeit* eines Befundes oder eines Ereignisses mitentscheidend ist, *wie* ich eine Untersuchung oder einen Test bewerten soll. Ich darf ein praktisches Beispiel nennen. Wenn man vor der Entlassung aus dem Krankenhaus nach einem akuten Herzinfarkt eine Ergometrie durchführt, so kann man auf Grund von Bayes-Analysen die Indikation nach der Fragestellung sehr genau festlegen. Handelt es sich um einen Patienten mit kompliziertem Herzinfarkt (Killip-Stadium III und IV), so ist die Prognose ernst. Wie ernst sie ist, läßt sich durch die Untersuchung der Ergometrie in keiner Weise sichern. Die Ergometrie mit der Fragestellung gute oder schlechte Prognose bei Patienten mit kompliziertem Herzinfarkt in der Phase unmittelbar vor Krankenhausentlassung ist eine untaugliche Methode und sollte aus dieser Fragestellung nicht durchgeführt werden. Wohl kann auch bei diesen Patienten eine Ergometrie durchgeführt werden, aber nur dann, wenn man wissen möchte, wie die allgemeine Leistungsfähigkeit ist; wenn es um die Frage der Wiedereingliederung in den Beruf geht, nicht um die prognostische Fragestellung.

Anders liegt es bei einem unkomplizierten Herzinfarkt. Hier kann ich durch ein gutes Ergebnis in der Ergometrie, gekennzeichnet durch Symptomlosigkeit, ein hohes Doppelprodukt aus systolischem Blutdruck und Herzfrequenz, eine relativ hohe Wattleistung, mit guter Sicherheit ableiten, daß diese Patienten in der Folgezeit wenig betreut werden müssen, daß sie eine exzellente Prognose haben.

Sie sehen also, daß eine Bayes-Analyse in ihren Empfehlungen für die Praxis durchaus ohne Mathematik auskommt.

Klinische Strukturen

Der Philosoph der „kleinen Schritte", Karl Popper, der 1987 85 Jahre alt geworden ist, führt aus, daß wir in der Ekenntnis, die Wahrheit nie ganz erreichen zu können, uns demzufolge in grundsätzlichen Dingen darauf beschränken sollen, Schaden abzuwenden und weniger „um jeden Preis" den anderen Menschen glücklich machen zu wollen (Popper 1980). Das entspricht dem guten ärztlichen Prinzip „Primum nihil nocere" (Vor allem nicht schaden!). Popper stellt die Regel auf: Mitmenschen zu schützen, nur bei Freunden sei vielleicht statthaft, sich auch um deren Glück zu kümmern. Ähnliches hatte wohl auch Michael Balint (1984) im Sinn, als er sagte: „Mein übergroßes Bedürfnis, der Patientin zu helfen, hat die Möglichkeit der Hilfe erheblich eingeschränkt."

Primum nihil nocere und nicht den anderen um jeden Preis glücklich machen zu wollen, bedeuten nicht Nichtstun und den Patienten leiden lassen. Primum nihil nocere, nicht den anderen um jeden Preis glücklich machen zu wollen, lehren uns intellektuelle Bescheidenheit und Absage an jedes ideologische und dogmatische Konzept. Da aber auch bei intellektueller Bescheidenheit und undogmatischer Einstellung in jeder Therapie die Gefahr der Fehlentscheidung aus menschlichem Unvermögen bestehen bleibt, müssen Sicherungsmaßnahmen getroffen werden, die mögliche Schäden als Folge einer Fehlentscheidung begrenzen.

Am Beispiel der subjektiven Wahrscheinlichkeit war gezeigt worden, daß Menschen seltene Ereignisse überbewerten. Diese Fehleinschätzung war Konservatismus genannt worden. Der Konservatismus mag auch das Festhalten an liebgewonnenen Meinungen und Überzeugungen erklären. Der Konservatismus ist eine Beurteilungsschwäche, der Dogmatismus aber ist eine anmaßende und arrogante Selbstüberschätzung, die zu Vorurteilen oder gar zum Verurteilen führt.

In der therapeutischen Situation besteht immer ein Ungleichgewicht zwischen Patient und Arzt. Der Arzt weiß in der Tat mehr als der Patient und der Arzt hat den breiten Rücken der medizinischen Institution und der Lehre hinter sich. Das Ungleichgewicht im Wissen ist nichts Ungünstiges, im Gegenteil, damit eine Therapie gelingen kann, muß der Arzt mehr wissen und können als der Patient allein vermag. Aber der hohe Wissensvorsprung im medizinischen Fachgebiet kann dazu verführen, auch in grundsätzlichen Dingen Bescheid wissen zu wollen. Im ärztlichen Gespräch werden die Grenzen fließend zwischen einem Fachwissen und dem „Wissen" über grundsätzliche Lebensfragen. Es ist nötig, daß der Arzt für sich eine Entscheidung trifft, wie seine eigene Lebensphilosophie in bezug auf seinen therapeutischen Beruf gestaltet wird. Diese Entscheidung, die die ärztliche Haltung begründet, sollte in einer für Patienten und Mitarbeiter erkennbaren Form dargestellt werden.

Es ist wichtig, daß die ärztliche Haltung als erkennbare und kalkulierbare Bestimmungsgröße vor der Annahme jeder Behandlung potentiell gegeben sein muß. Während einer Behandlung selbst wird alle Aufmerksamkeit in die augenblickliche Situation gebunden, deshalb müssen die persönlichen Grundsatzentscheidungen vorher getroffen sein. Für die rein fachmedizinische Therapieleitung gilt dasselbe Grundprinzip, daß nämlich vor jeder Therapie der Arzt sein Grundwissen durch ständiges Üben und durch Weiterbildung routinemäßig spontan einsetzen kann im spezifischen Behandlungsfall.

Die Frage, wie weit eine Therapie ins Grundsätzliche gehen kann, darf oder muß, stellte sich besonders auf dem Gebiet der Psychotherapie und Psychosomatik sowie auf dem Gebiet der Rehabilitation. In diesen Gebieten ist der personale Kontakt im Gespräch zwischen Patient und Arzt oder Therapeut ausgedehnter als in anderen medizinischen Gebieten.

Bei folgenden Lebensthemen wird immer stärker die Anziehungskraft zu dem „Grundsätzlichen" oder dem „Wichtigsten" spürbar, je näher oder tiefer man kommt. Es sind die Themen Lebensgestaltung, leben mit der (chronischen) Krankheit, auch – auf einener weiteren Stufe – leben trotz der (chronischen) Krankheit, leben mit einer schweren Gemütsverfassung, leben in einer quälenden zwischenmenschlichen Beziehung, Lebenssinn, eingeschlossen die Auseinandersetzung um die Endlichkeit des Daseins.

Bei diesen Lebensthemen kann die Beurteilungsschwäche (z. B. durch Konservatismus) und das Vorurteil (z. B. durch eine dogmatische Ideologie) den Patienten in eine verzweifelte Krise stürzen bis hin zum Suizid.

Deshalb müssen Strukturen so institutionalisiert werden, daß sie den Schaden, der von einem schlechten Therapeuten ausgelöst werden kann, begrenzt halten.

Solche sichernden Strukturen lassen sich durch drei Charakteristika erkennen: Persönlichkeiten, Zeitaufwand und (Aus)bildung.

1) Persönlichkeiten
Sichernde Strukturen müssen von *gereiften Persönlichkeiten* verkörpert sein. Gereifte Persönlichkeiten sind unabhängig von wechselnden Launen des Erfolgs oder der Beliebtheit, weil sie in einer eigenständigen Lebenshaltung Ruhe finden können und nicht auf Anerkennung im Beruf angewiesen sind. Sichere Persönlichkeiten sind besonders durch Ehrlichkeit ausgezeichnet. Sie sind ehrlich zu sich selbst und wissen, daß auch ihre sichersten Überzeugungen falsch sein können oder, falls die Überzeugungen in der Tat richtig sind, diese Richtigkeit nicht mit letzter Sicherheit erkannt werden kann. Die Ehrlichkeit zeigt sich auch im Umgang mit anderen Menschen, Kollegen, Mitarbeitern, vor allem aber im Umgang mit Patienten. Ehrlichkeit drückt sich in einer verstehbaren unpraetentiösen Sprache aus, in der Ziele, Wünsche, Aufgaben und Fehler konkret genannt werden. Ehrlichkeit spiegelt sich in Mimik, Gestik und Verhalten wieder. Die Emotion im Ausdrucksverhalten ist immer stärker und eindrucksvoller als die Kognition in der Sprache. Das Heben einer Augenbraue und das Senken der Stimmlage kann bei einem Krebspatienten tiefere Resignation auslösen als Worte je vermögen. Das Schlimmste aber sind Emotionslügen. Wortlügen kann der Belogene nachprüfen, er kann Argumente anführen und sich wehren. Bei Emotionslügen, beim scheinheiligen Getue, beim verlogenen Verhalten ist der Betrogene viel machtloser.

Die Ehrlichkeit in der Rolle des Dienstleistenden drückt sich in manch scheinbaren Äußerlichkeiten aus. (Ob die Rolle also ehrlich gemeint ist: Dienst für andere leisten, oder ob sie nur eine Farce ist, ein eigentlich nicht ernstgemeintes Lippenbekenntnis, um den Job im Krankenhaus zu bekommen) Diese Ehrlichkeit im Dienst kann sich in den einfachen Höflichkeitsformen zeigen, ob gegrüßt wird, ob man sich mit Namen vorstellt, ob Erklärungen für Aufgaben oder Anordnungen abgegeben werden usw. Auch die Kleidung der Mitarbeiter im Krankenhaus setzt Signale, sei es nun die Dienstkleidung oder die private Kleidung. Dinge der Sauberkeit, der Ordentlichkeit und der Adäquatheit spielen eine Rolle. Der Patient hat Angst und sucht Sicherheit. Er kann aber meist nur auf Grund äußerer Merkmale die Sicherheit und das Solide in einer Krankenhaussituation erkennen. Eine achtlose Kleidung kann nicht nur verunsichern, sondern die Würde eines Patienten verletzen.

Wie ein Sprechzimmer eingerichtet ist und die Art der Ordnung im Zimmer, kann einem Patienten vermitteln, wie sich die Betreuer auf ihre Patienten ein- oder ausrichten (persönlich, unpersönlich, indifferent) und wie geordnet und sicher die Betreuung erfolgt.

Diese Äußerlichkeiten wie Höflichkeit, Kleidung und Raumausstattung sind in Wirklichkeit Schaufenster, die dem Patienten einen tiefen Einblick in das Wesen von Ärzten, Schwestern, Krankengymnasten, Laborantinnen und anderen medizinischen Mitarbeitern gestatten. Wichtig ist dabei, daß der Patient diesen Einblick in die innere Einrichtung und in die innere Ordentlichkeit selten als einen bewußten Prozeß erlebt, sondern als Einstimmung und Gefühlstönung, die dem ganzen therapeutischen Verlauf wie eine Grundmelodie unterlegt bleibt.

2) Zeitaufwand
Der Zeitrahmen liegt in der Größenordnung von 2 Stunden pro Woche. Es sollen routinemäßige Besprechungstermine sein, in denen die kliniküblichen Inhalte diskutiert werden. Aber die Idee der sichernden, offenen Struktur soll den Geist der Besprechung ausmachen. Nur manchmal ist der Themenkomplex „sichernde Struktur" direkt zu thematisieren.

3) (Aus)bildung
Die Ausbildung ist eine wichtige Voraussetzung, damit sichernde Strukturen von einer breiten Basis getragen werden. Möglichst viele an der Patientenversorgung Beteiligte müssen ihre ehrliche

Meinung in geeigneter Form einbringen können. Das bedeutet auf keinen Fall, daß endlose Palaver oder Grundsatzdebatten geführt werden sollen. Auch der häufige Vorwurf trifft nicht zu, es könnte die Gefahr bestehen, daß am Ende die Putzfrau (mit)bestimmt, wer operiert wird und wer nicht. Wichtig ist, daß Mitarbeiter aus allen Bereichen sowohl erkennen können, als auch ein Gefühl oder Gespür entwickeln können dafür, welche komplexen Überlegungen, Entscheidungsunsicherheiten, Fehlbarkeiten, gute Absichten usw. von jedem einzelnen an seinem Platz durch persönliche Erfahrung und Ausbildung mitgetragen und verantwortet werden müssen, damit ein klinischer Aufenthalt sicher, erfolgreich und menschlich abläuft.

Ich schlage ein kooperatives Modell vor. Krankenschwestern, Krankengymnasten, Laborantinnen und Ärzte führen die Routinebesprechungen, z. B. Morgenbesprechung, gemeinsam durch. Es ist ein Zeitrahmen von 30 min einzukalkulieren. Einmal pro Woche kann eine 15minütige Zusammenkunft der medizinischen Mitarbeiter und der Mitarbeiter im Verwaltungsbereich helfen, ein offenes, verständnisförderndes und sicherndes Betriebsklima zu schaffen.

Diese Kooperation ist nicht nur als reine Wissensvermittlung anzusehen, sondern sie fördert den angstfreien Umgang miteinander, ebenso die Aufmerksamkeit zu einer konstruktiven gegenseitigen wertfreien Kontrolle und das Auffangen von menschlichen Fehlern.

Klinisches Konzept oder „Philosophie"

Jedes ideologische oder dogmatische Konzept ist abzulehnen. Das gilt für Lehrmeinungen, für persönliche Überzeugungen und für Wissenschaftsgläubigkeit.

Das Krankenhaus ist ein Dienstleistungsbetrieb. Die Aufgaben sind gesetzlich geregelt. Die Hilfesuchenden, also die Patienten bezahlen mit ihren Beiträgen die Einrichtung und die Gehälter der Krankenhausmitarbeiter.

Die Grundlagen der Hilfeleistung werden in einer langen medizinischen Ausbildung erlernt.

Die Ausformulierung eines speziellen Konzepts ist i. allg. nicht nötig, wenn man die Vorgaben ehrlich nach bestem Wissen und Gewissen ausführt, nämlich Dienst zu leisten, die gesetzlichen Bestimmungen zu beachten und ein immer aktualisiertes Fachwissen einsetzt.

Daß der Umgang mit leidenden Menschen einfühlsam und human sein soll, ist so selbstverständlich, daß es dafür keines speziell ausformulierten Konzeptes bedarf. In den meisten Krankenhäusern, die die Grundversorgung der Bevölkerung recht gut sichern, wäre auch gar nicht die Zeit vorhanden, um spezielle Konzepte auszuarbeiten. Es gibt wichtigeres zu tun.

Aber es gibt manche Gebiete in der Medizin und manche Themenkomplexe, wo der Rückgriff auf gesicherte Fakten und Langbewährtes weniger gut gelingt. Es waren die Gebiete Psychotherapie/Psychosomatik und Rehabilitation als Beispiele genannt worden und die Themenkomplexe der Lebensfragen.

Es ist deshalb für diese Bereiche der Lebensqualität, die zunehmend mehr in der Öffentlichkeit diskutiert werden, wünschenswert, Konzeptualisierungsüberlegungen auszuführen.

Die Zielrichtung kann und darf nicht sein, grundlegend richtige Konzepte erreichen zu wollen und Patentlösungen anbieten zu wollen. Konzepte sind immer nur für eine bestimmte Aufgabe tauglich. Jede Theorie und jedes Modell müssen sofort abgelegt werden können, wenn sie sich für eine Aufgabe als untauglich erweisen oder wenn bessere Konzepte zur Verfügung stehen.

Wichtiger als das Aufstellen von Theorien und Modellen ist die Entscheidung über die Methode, wie Theorien und Modelle geprüft werden können. Ich trete für eine Methode ein, die fordert, daß Theorien so formuliert werden, daß sie einer ständigen Überprüfung ausgesetzt sind und ihre Fehler offengelegt werden können. Es ist dies die Methode der Falsifizierung im Sinne von Karl Popper. Karl Popper führt in einem Vortrag anläßlich seines 85jährigen Geburtstages aus, daß alle wissenschaftlichen Fortschritte und jede neue Erkenntnis immer ein Raten und ein Vermuten sind und auch dazu verurteilt bleiben, immer ein Raten und Vermuten zu bleiben. Dieses Raten und Vermuten kann nur durch die wissenschaftliche Methode diszipliniert werden.

Ich bin der Überzeugung, daß nur die wissenschaftliche Methode geeignet ist, einen humanen Fortschritt zu ermöglichen. Ich spreche von der Wissenschaft als einer kritischen Methode, die Theorien so formuliert, daß die Schwächen der Theorien erkannt werden können. Karl Popper mahnt, die Wissenschaft nicht als Autorität zu vergötzen. Er lehnt den Szientismus oder Szientizismus als eine dogmatische Vorgehensweise ab. Popper beruft sich auf Sokrates, der bekanntlich lehrte: ich weiß, daß ich fast nichts weiß und kaum eben das. Sokrates hatte bei dieser Äußerung die Ethik im Sinn. Und, ich glaube, die sokratische Bescheidenheit: ich weiß, daß ich fast nichts weiß und kaum eben dieses, kann als Forderung für eine gute ärztliche Haltung erhoben werden, wenn es um Grundsätzliches im Gespräch mit dem Patienten geht, um Lebensfragen.

Diese Zurückhaltung in grundsätzlichen Fragen, von denen wir nur wissen, daß wir fast nichts wissen und nicht einmal das genau, diese Zurückhaltung verpflichtet uns um so mehr, unser medizinisches Fachwissen, das „Handwerkszeug", mit um so größerem Eifer und um so größerer Präzision und mit um so größerer Gewissenhaftigkeit und mit um so größerer Verantwortung einzusetzen.

Viele Verwirrungen und Diskussionen treten dadurch auf, daß die Ebenen der Arzt-Patient-Beziehung verwischt werden. Die Basisebene, die klassisch-medizinische Ebene, ist die Ebene der direkten Hilfeleistung. Das bewährte medizinische Fachwissen wird gefordert. Und der Arzt hat in der Tat Wissen, über welches kaum ein anderer annähernd verfügt.

Es gibt eine zweite Ebene, die als die „eigentliche" Ebene der Arzt-Patient-Beziehung angesehen werden kann. Ich meine, wenn wir mit Patienten in einem ausführlichen Gespräch sind, in dem Entscheidungen für Therapien, für Lebensweise usw. gefällt werden.

Die dritte Ebene der Arzt-Patient-Beziehung, in der es um Fragen des Glücks geht, des Lebensentwurfs, des Sinns im Leben, dies ist die Ebene, die uns an Sokrates gemahnen soll: Ich weiß nur, daß ich fast nichts weiß und kaum eben dieses. Die dritte Ebene ist die ethische Ebene. Sie ist in jeder Arzt-Patient-Beziehung immer mit „im Raum". Wir können diese Ebene als die höhere menschliche Ebene bezeichnen, die aber zu weit über dem Erdboden schwebt, als daß alle Wege und Steine, die da oben liegen mögen, klar erkannt werden können. Die Sehnsucht nach der oberen Ebene muß durch einen kritischen Verstand auf der Erde gehalten werden, auf jeden Fall in der Arzt-Patient-Beziehung.

Das „Konzept" einer rationalen und kritischen Therapie rechtfertigt sich aus der sokratisch-ethischen Überzeugung: Alles was ich weiß, ist, daß ich fast nichts weiß, und kaum eben dieses genau. Eine kritisch rational gesteuerte Therapie läßt eine Haltung gegenüber dem Patienten einnehmen, wie sie sich in den beiden folgenden Regeln ausdrückt:

- Jedes Versagen ist meine Schuld (als Therapeut).
- Der Fortschritt wurde vom Patienten erreicht, ich habe absolut keine Ahnung, warum das kam.

Abschließend zeige ich ein Bild von einem goldenen Relief (Abb.1): Es stellt die ägyptische Göttin Isis dar, auf dem Hieroglyphenzeichen für Gold kniend. Isis, auf dem Zeichen für Gold kniend, mag uns ein Dreifaches lehren.

1. In der Geschichte des Erwachens der Menschheit war die Schriftsprache ein später Erwerb. Um 3200 v. Chr. ist die erste Schriftsprache bei den Sumerern nachweisbar, wenig später finden wir die ersten Hieroglyphen in Ägypten. Die erste Schrift ist eine Bildersprache. Wenn wir auch heute mit abstrakten Zeichen schreiben und diese Schrift verstehen, so bleibt doch unsere innere Vorstellung noch immer eine bildhafte Vorstellung. Diese Bilder machen uns die Schriftsprache lebendig, aber sie engen uns auch ein, indem wir abhängig von den Bildern werden, d.h. indem wir Schlußfolgerungen aus den Abbildungen ziehen und nicht aus der Sache selbst.

2. Wir suchen einen Goldstandard. Die Arbeiten an einem guten Standard, nach Möglichkeit in Gold, auf dem Gebiet der Medizin, können nur mit einer wissenschaftliche kritischen Methode erbracht werden. Die wissenschaftliche Methode dient dazu, unser Raten und Vermuten zu disziplinieren und damit einen humanen Fortschritt zu erreichen.

Indikationsvariablen stationärer Therapie bei Krankheitsbildern 97

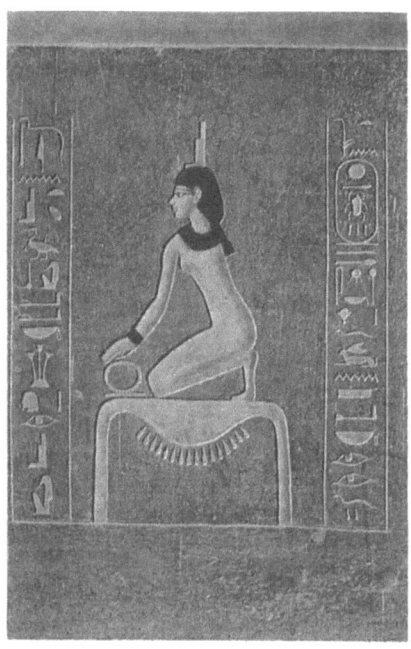

Abb. 1. Aus der Sarkophag-Kammer im Grab (Nr. 35) des Königs Amenophis II. Im Tal der Könige. (Aus Lange u. Hirmer 1975)

3. Isis auf dem Zeichen für Gold kniend, ist in fast 4000 Jahren ein so schönes Kunstwerk geblieben. Nachdem so viel von Kritik und Begrenzung die Rede war, dürfen wir uns nun über dieses Kunstwerk grenzenlos freuen. Und vielleicht ist auch die ärztliche Kunst da am schönsten, wo es ihr gelingt, daß sich Menschen wieder freuen können.

Literatur

Balint M (1984) Der Arzt, sein Patient und die Krankheit, 6. Aufl. Klett-Cotta, Stuttgart

Braunwald E (1984) Heart disease, 2nd edn. Sanders, Philadelphia London Toronto Mexiko City Rio de Janeiro Sydney Tokyo, p 273f.

Cohen BB, Pokras R, Meads MS, Krushat WH (1987) How will diagnose-related groups affect epidemiology research? Am J Epidemol 126:1-9

Foerster H von (1987) Erkenntnistheorien und Selbstorganisation. In: Schmidt SJ (Hrsg) Der Diskurs des radikalen Konstruktivimus. Suhrkamp, Frankfurt am Main, S 156

Hanson NR (1958) Pattern of discovery. Cambridge Univ Press, Cambridge

Heisenberg W (1987) Der Teil und das Ganze, 10. Aufl. Dtsch. Taschenbuch Verlag, München

Lange K, Hirmer M (1975) Ägypten Architektur, Plastik in drei Jahrtausenden. Hirmer, München

Pauker SG, Kassierer JP (1987) Decision analysis. Engl J Med 316:250-258

Piaget J (1937) La construction du réel chez l'enfant. Delachaux et Niestlé Neuchâtel

Poincaré H (1895) L'Espace et la géometrie. In: Revue de métaphysique et de morale, pp 631-640

Popper KR (1980) Die offene Gesellschaft und ihre Feinde (I/II) 6. Aufl. Francke München

Popper KR (1984) Logik der Forschung, 8. Aufl. Mohr, Tübingen

Robinson JC, Garnick D, McPhee SJ (1987) Market and regulatory influences of the availability of coronary angioplasty and bypass surgery in U.S. Hospitals Engl J Med 317:85-90

Sorembe V (1975) Informationsverarbeitung und subjektive Wahrscheinlichkeit im Entscheidungsprozeß. Inauguraldissertation, Aachen

Ulrich H, Probst GJB (1988) Anleitung zum ganzheitlichen Denken und Handeln. Ein Brevier für Führungskräfte. Haupt, Stuttgart

Wiesenhütter E (1979) Die Begegnung zwischen Philosophie und Tiefenpsychologie. Wiss. Buchgesellschaft, Darmstadt

Zukunft der Medizin in einer systemischen Betrachtung

M. Kastner

Einleitung

Die Frage nach der Zukunft der Medizin ist m. E. nur in einem systemischen Ansatz sinnvoll zu beantworten. Auf der Basis einer Statusdiagnose wären im Sinne einer Systemanalyse (vgl. Malik 1984; Vester 1985) die vielfältigen Vernetzungen zwischen einzelnen Systemteilen aufzuzeigen und die Richtungen und Stärken der Zusammenhänge zu spezifizieren. Erst wenn man die Vernetzungen überschaut, akzeptiert und bereit ist, entsprechende Konsequenzen zu ziehen, besteht eine reale Möglichkeit, das System Medizin „gesünder" zu machen.

Wie sehen in einem ersten konzeptuellen Entwurf die einzelnen Systemkomponenten aus?

Komponenten des Systems Medizin

Patienten

Sie wären natürlicherweise die wesentlichste Komponente dieses Systems. Aus Sicht des Systems müßte aber zunächst der Sinn der Medizin in einer Steuerung liegen, die möglichst Patienten nicht entstehen läßt. Damit würde der kurative Aspekt an die zweite Stelle in der Prioritätenliste rücken. Die Medizin wäre in erster Linie eine erzieherische, steuernde, regelgebende Disziplin, die im Falle der Therapieerfordernis schon eine Niederlage akzeptieren müßte. Dies soll keineswegs den Wert der Heilung schmälern. Sie soll eine Gesundheit wiederherstellen, die nicht eindeutig definiert ist. Die Übersetzung des Begriffes „well being" in der Gesundheitsdefinition der WHO in „Wohlbefinden" suggeriert eine wünschenswerte Einbeziehung der subjektiven Erlebniskomponente, die allerdings einer strengen Übersetzung als „objektives in Ordnung Sein" nicht standhält (Zit. nach Pschyrembel 1982). Der Sprachgebrauch repräsentiert die jeweilige gesellschaftliche Art zu denken, zu verstehen und derzeitige Einstellungen und Sichten der Welt zu vermitteln (vgl. Wittgenstein 1970; Jäger 1979). Insofern sollten wir uns über eine umfassende Gesundheits- bzw. Krankheitsdefinition Gedanken machen. Verschiedene medizinhistorische Ansätze veranschaulichen, wie deutlich schon vor Jahrtausenden systemische Zusammenhänge zwischen gesellschaftlichen, psychologischen und medizinischen Bedürfnissen gesehen wurden und welche Konsequenzen daraus gezogen wurden. Vgl. etwa die Beschneidung, die einen sinnvollen hygienischen Grund hatte, als die Hethiter als Nomaden in der Wüste wenig Waschgelegenheiten hatten. Das Prinzip gilt heute noch, wie man leicht an den Statistiken zum Gebärmutterhalskarzinom der Frauen von beschnittenen und nicht-beschnittenen Männern sehen kann. Unsere Vorfahren waren allerdings gezwungen, diese Zusammenhänge zwischen Lebensweise und Gesundheit um des Überlebens willen stärker als wir zu berücksichtigen, da sie z. B. über keine Antibiotika verfügten. Im Zuge der Erkenntnis der allzu hohen unerklärten Varianz hinsichtlich der Entstehungserklärung des Herzinfarktes als Krankheit unserer Zeit besinnt man sich in der Not gehorchend auch immer stärker auf die Bedeutung der Lebensweise, der Lebensereignisse (life-event-Forschung, vgl. Katschnig 1980) und der Gesundheitsverhaltenssteuerung (vgl. Kastner 1987a). Uns fehlt eine „systemische", „ganzheitliche" Rückbesinnung. Unsere Gesellschaft mit ihrem Glauben an technische „Machbarkeiten" führt zu der Ansicht, eventuelle durch die Lebensweise verursachte Schäden seien im wesentlichen reparabel. Diese Reparaturgläubigkeit verschiebt die Verantwortung auf eine technisierte, zu Höchstleistungen fähige Medizin. Diese externale Attribution, also Ursachenzuschreibung nach außen, entläßt aus der eigenen Verantwortung. Diese Sicht der Dinge scheint anhand der steigenden Lebenserwartungen belegbar zu sein. Die wenigsten sehen, daß hier ein Trugschluß dergestalt vorliegt, daß momentan bei Auspartialisierung der hygienischen Fortschritte und natürlich der Antibiotika die Lebenserwartung wahrscheinlich aufgrund der Streß- und Umweltschädigungen wieder sinken wird. Beispiele aus der Altersforschung zeigen, daß die Personen, die sehr alt sind (etwa im Kaukasus) beileibe nicht wie „Gesundheitsapostel" leben, gegenüber alten Menschen in unserer Gesellschaft aber den eminenten Vorteil für sich verbuchen, gebraucht zu werden, d.h. täglich nützliche Arbeit zu verrichten und von den Jüngeren anerkannt und um Rat gebeten zu werden. Im übrigen reicht hier auch ein erfülltes Sexualleben bis in diese Altersbereiche (vgl. Leaf 1973). In diesem System interagieren zahlreiche Faktoren der sozialen Umwelt, der physikalisch und biologisch intakten Umwelt, der hormonellen Regelkreise, der aktiven Betätigung und der positiv erlebten Beanspruchung mit ausreichenden Regenerationsphasen, die Erfolgserlebnisse vermitteln (Kastner 1983; Vester 1985). In der Erforschung der Zusammenhänge zwischen Lebensweise und koronarer Herzkrankheit tauchen solche Zusammenhänge ebenfalls auf (vgl. Haynes et al. 1978; Halhuber 1980). Wie im ökologischen Bereich, zu dem die Medizin ja eigentlich gehört, fehlen bei uns ein Verursacherprinzip und eine systemische Betrachtung. Die einzelne Person kann sich selbst ohne weiteres unverantwortlich, im Sinne von nicht verantworten müssen durch ihre Art zu leben, krank machen. Sie wird schon durch die Medizin in den meisten Fällen wiederhergestellt, wobei dies nur durch die sog. Solidargemeinschaft bezahlbar wird. Alle Solidargemeinschaftskassen haben allerdings den Odem des der eigenen Verantwortung entzogenen, des Anonymen. Man „beschummelt" ja nicht einen anderen Menschen, sondern anonyme Insitutionen wie die Krankenkassen, das Finanzamt, die Versicherungen usw. Diesen werden wiederum bestimmte Eigenschaften attribuiert, wie „schröpfen uns armen Einzelbürger" usw. Dies erleichtert das Argument, es sei nur recht und billig, auch einmal etwas aus dem Topf zu bekommen, in den man „unverhältnismäßig viel" eingezahlt hat. In diesem Bereich der informellen sozialpsychologischen Einstellungen, Verhaltensweisen, und Attributionen breitet sich ein weites dunkles Feld des „Kavalierdeliktes" aus. Dies soll nicht heißen, daß alle so denken und handeln. Es soll nur das Problem dieses de facto existenten Prinzipes aufzeigen, das letztlich menschlich ist wie das Bakschisch in östlichen Ländern. Es fragt sich, ob wir uns dieses Prinzip noch leisten können. Jede Gesellschaft hat ihre eigene Art, mit solch „menschelnden" Prozessen umzugehen, sie unterschiedlich stark zu akzeptieren oder zu bestrafen. Wir neigen dazu, sie vor einem höchsten Gericht zu klären, wenn es zu spät ist. Die Menschen, auch die (potentiellen) Patienten, sind unterschiedlich „graue Schafe", ihnen ist das „Hemd näher als der Rock", und das edle und sehr sinnvolle Prinzip der Solidargemeinschaft überfordert viele, wenn nicht gleichzeitig Kontrollmechanismen existieren. Oft laufen solche Regelinkonformitäten ja auch auf einer eher unbewußten Ebene ab. Man muß Kontroll- und Belohnungsmechanismen (s. unten) einführen, die das Prinzip der Solidargemeinschaft absichern und den allzu menschlichen täglichen Egoismen soweit möglich Einhalt gebieten. Im Gegenteil, man sollte diese für den Erhalt eines sinnvollen Systems nutzen. Egoismus ist im menschlichen Bereich eines der stabilsten Merkmale.

Ärzte und Pflegepersonal

Das oben gesagte gilt in gleicher Weise für die Ärzte und das Pflegepersonal. Sind wir geneigt, in einer idealisierten, auch von den Massenmedien geförderten Sicht des ärztlichen Tuns und in einer prestigeträchtigen Überhöhung der medizinischen Berufe diese ebenfalls unterschiedlich „grauen" Menschen schlicht zu überfordern? Damit wird weder den Ärzten, deren Imageverlust täglich vorprogrammiert ist, noch den Patienten, die sich oft in ihrer Demutshaltung nicht hinreichend öffnen, ein Gefallen getan. Ärzte sind Menschen wie andere auch, haben Bedürfnisse, wollen helfen und opfern sich auf, wollen aber auch Geld verdienen, Prestige, Erfolg erreichen usw. Wir alle als Komponenten des Systems „Medizin" sollten m. E. möglichst realistisch davon ausgehen, daß auch Ärzte keine besondere Spezies repräsentieren. Mit dieser Sicht würden auch einige perfektionistische Erwartungen gedämpft. Auch andere Berufe haben eine besondere Verantwortung für Menschenleben. Politiker entscheiden über das Leben von Millionen, Chemiker und Physiker geben uns Methoden der Umweltzerstörung an die Hand usw. Es geht um die Direktheit der Konfrontation mit Leiden und Tod und der persönlichen Betroffenheit. Auch hier spielen menschliche Wahrnehmungs- und Interpretations- vor allem Attributionsprozesse (Ursachenzuschreibungen) eine wesentliche Rolle. Wir sind betroffen und neugierig bezüglich der täglichen Nachrichten der Massenvernichtungen in Asien oder Südamerika. Die emotionale Beteiligung äußert sich meist erst in meßbaren Betroffenheiten, wenn das Unglück in die persönliche Nähe rückt. Ärzte sind im Gegensatz zu Politikern sehr direkt mit dem Leiden konfrontiert. Allein deshalb sollte man ihnen im umgekehrten Sinne der Überhöhung eher manche schlechte Laune, vermeintliches Desinteresse usw. verzeihen. Wir alle sind vor allem im emotionalen Bereich nur begrenzt belastbar. Gerade Ärzte und Pflegepersonal brauchen ihre Schutzmechanismen, die ihnen erlauben, den emotionalen Streß zu bewältigen.

Medizinische Organisation

Die Medizin als Wissenschaft und Beruf vollzieht sich in Organisationen wie Krankenhäusern, Praxen, Universitäten, öffentlichen und industriellen Betrieben und last but not least in den Krankenkassen, Ärztekammern, berufsständigen Organisationen usw. Eine Organisation im institutionellen Sinn ist nicht hinreichend durch ihre einzelnen Komponenten zu erklären, sondern sie entwickelt ähnlich der Information Eigengesetzlichkeiten. Organisationen funktionieren nach formalen Regeln wie Dienstanweisungen, Hierarchien, vorgegebenen Strukturen (vgl. Organigramme) usw., aber auch nach informalen, oft verschlungenen „Gesetzmäßigkeiten", siehe etwa die „Seilschaften" hinsichtlich der Beförderungen, Einstellungen, Berufungen, die kleinen „Wohltaten" in bezug auf Finanzierungen, Spenden oder die (un-)verhüllten Drohungen hinsichtlich verminderter Wahlchancen von Politikern, Betriebsräten usw. Wir unterliegen zahlreichen Zwängen, die man möglichst nicht öffentlich diskutiert. Dies hat auch sein Gutes. Man kann oft sachlogisch richtiges, aber derzeit regelinkonformes tun, ohne es „an die große Glocke zu hängen". Für eine Systemanalyse allerdings nützt die Negierung solcher informaler Prozesse wenig. Man kann sie sich auch zunutze machen. Viele sehr stark formalisierte Organisationen (wie z. B. das Militär) wären ohne die sinnvollen informalen Prozesse handlungsunfähig. Wenn es um Menschenleben geht, kann man auch nicht immer jede Arbeitszeitvorschrift einhalten oder muß u. U. dringend benötigte Mittel „erpressen" (wenn nicht ..., dann gehe ich).

Technik

Bei der Frage, wohin die Medizin sich entwickeln soll, wird zu klären sein, inwieweit die Technik immer im Dienste der Medizin steht und nicht umgekehrt. Technische Geräte müssen auch verkauft werden und dienen dem Prestige des Anwenders. Etats haben zumindest in bundesdeutschen Verwaltungen die unglückliche Eigenschaft jeweils nach dem Vorjahresbedarf berechnet zu werden. Somit beginnt oft im September das große „Gerätebestellen", damit der Etat für das laufende Jahr ausgeschöpft wird. Es werden oft mehr Geräte angefordert als man eigentlich braucht. Innerhalb des derzeitigen Systems ist dieses Verhalten auch „vernünftig", da man Ansprüche nicht „ansparen" kann. Derjenige, der sich absolut „solidarisch" verhält, hat nach einigen Jahren keinen Etat mehr. Technische Geräte entwickeln in Menschenhand auch eine Eigendynamik durch das Perfektionsinteresse. Viele neigen dazu, sich immer wieder für das neueste Modell zu interessieren, das sich eigentlich nur unwesentlich von seinem Vorgänger unterscheidet. Computer werden regelmäßig zu groß gekauft. Technische Raffinesse geht oft vor Einfachheit und Robustheit. In der Arztpraxis wird Technik oft zu Lasten der

Zukunft der Medizin in einer systemischen Betrachtung

ehrwürdigen körperlichen und „systemischen" Untersuchung angewandt.

Wirtschaft

Auch die Organisationen im Gesundheitswesen müssen wirtschaftlich arbeiten. In den USA sind die unternehmerischen Aspekte noch sehr viel stärker ausgeprägt als in der BRD. Gerade unter wirtschaftlichen Aspekten wird das Gesundheitsmotivationsproblem besonders deutlich. Wer ist eigentlich an allgemeiner Gesundheit außer den Patienten und generell allen Individuen in ihrer Rolle als potentielle Patienten interessiert? Man kann zwar präventive Mittel verkaufen, aber wirtschaftliche Potenz und Umsatz liegen vor allem im therapeutischen Bereich. Mancher Apotheker hat wenig gegen Grippewellen einzuwenden, zumindest solange er nicht selbst arbeitsunfähig wird. Pharmafirmen entwickeln die verschiedensten Marketing- und Vertriebsmethoden, um natürlich aus ihrem sehr verständlichen Interesse neue Märkte zu erschließen bzw. vorhandene Vertriebswege besser auszuschöpfen. Angesichts der stattlichen Anzahl von ca. 75 000 Medikamenten, obwohl wir nur etwa 600–1000 brauchen (Faktor 100!) wird u.a. die Verknüpfung mit juristischen (in diesem Falle patentrechtlichen) Implikationen deutlich. Somit müssen immer neue Mixturvarianten kreiert werden, um ein neues Medikament aus der Taufe zu heben. Jeder Arzt, weiß eigentlich was im Normalfall von komplizierten Mixturen und den Interaktionseffekten der Einzelsubstanzen zu halten ist. Auch Ärzte müßten über ihr Interesse am individuellen Patienten, seiner Heilung und damit ihrem Erfolg hinaus an der kollektiven Gesundheit interessiert sein. Das momentan wirtschaftliche System unterstützt eine solche Haltung nicht, im Gegenteil. In dem derzeitigen System würden die Ärzte bei kollektiver Gesundheit arbeitslos. In einem vernünftigen System müßte das Gegenteil der Fall sein. Präventive Arbeit würde genug belohnt und Therapie dürfte nicht aus kommerziellen Erwägungen erzeugt werden.

Medizin als Wissenschaft

Hier sollte zwischen Lehre und Forschung, d.h. Medizin als Bereich der Aus- und Weiterbildung und als Forschungsdisziplin unterschieden werden.

Medizin in der Aus- und Weiterbildung

Unser künftiges medizinisches Personal wird durch die heutigen Aus-, Weiterbildungs- und allgemein gesellschaftlichen Bedingungen geprägt. Die Numerus-clausus-Debatte zeigt uns nach „welchen Rädchen gedreht" werden muß, um das System Medizin „gesünder" zu machen. Die enorme Attraktivität der Medizin erklärt sich nicht nur aus der intrinsischen Motivation des Helfen wollens. Besonders deutlich wird dies in der Zahnmedizin. Sie kann im Vergleich zu anderen vergleichbaren Ländern nur in den Faktoren liegen, die dort anders gelagert sind als bei uns. Zwei dieser Faktoren sind die überdurchschnittlichen Einkommen der Ärzte und das u.a. damit verbundene Prestige. Der besondere Hochschulzugang über Noten hat zudem den positiven Rückkopplungseffekt, daß ein sehr guter Abiturnotenschnitt von vielen, die durchaus anderen Berufen gegenüber zugänglich wären, als für diese „zu schade" empfunden wird. Wer die Stärke solcher Effekte bestreitet, sollte überlegen, was wohl geschehen würde, wenn sichergestellt wäre, daß der fertige Arzt genausoviel wie z.B. der selbstständige Psychologe verdienen würde. Auf den Knick in den Zulassungen zum zahnmedizinischen Studium beispielsweise dürfte man gespannt sein.

Nach dem Studium hat vor allem die Facharztausbildung etliche problematische Implikationen. Zunächst ist es für viele schwierig, eine Assistentenarztstelle in der gewünschten Fachdisziplin zu besetzen.

Facharztausbildungen können erst erfolgreich abgeschlossen werden, wenn bestimmte Leistungen nachweisbar sind. Im Falle von meist unschädlichen, evtl. überflüssigen Endoskopien sind die ethischen Implikationen unproblematischer als im Falle von überflüssigen invasiven Methoden, z.B. Operationen. Internationale Vergleiche zwischen Operationsziffern, etwa beim Blinddarm, zwingen zum Nachdenken. Damit soll keinesfalls einmal unterstellt werden, mancher Arzt nähme voll bewußt und vorsätzlich überflüssige Operationen vor. Aber die Wahrnehmungs-, Entscheidungs- und die Sozialpsychologie lehren, daß jeder Mensch in der Tendenz das wahrnimmt, was er wahrnehmen will, daß er versucht ist, seine Informationen konsonant zu halten und daß Attributionen in der vielfältigen Weise realitätsfremd sein können (siehe Exculpationstendzenzen, „die anderen sind schuld").

Solche und andere psychologischen Probleme werden in der medizinischen Ausbildung vernachlässigt. Die Schätzungen der psychischen Anteile an den verschiedenen Krankheiten schwanken erheblich. Generell scheinen über 60% aller Arztbesuche auf psychischen Ursachen zu beruhen. Die meisten Krankheiten sich psychisch zumindest mitbedingt, und für die Heilung ist die psychische Konstitution enorm wichtig. Da solche Erkenntnisse nicht völlig ignoriert werden konnten, wurden zwar einige psychologische Inhalte in die medizinische Ausbildung mit aufgenommen. Aber die Art dieser Inhalte unterliegt massiver Kritik. Vor allem zeigt sich hier eine deutliche Dominanz psychoanalytischer Ansätze, die teilweise eher als Anachronismen zu sehen sind. Verhaltens- und kognitionstheoretische Ansätze diffundieren ausgesprochen schwer, was sich auch in der psychotherapeutischen Zusatzausbildung bemerkbar macht. Mittlerweile wird deutlich, daß die deutsche psychosomatische Forschung etwa der US-amerikanischen hoffnungslos hinterherhinkt, da unsere entsprechenden Lehrstühle fast ausnahmslos mit Psychoanalytikern besetzt sind. So mancher Arzt oder Psychologe auf dem neuesten Stand der Wissenschaft „schluckt mit Widerwillen die Kröte" der psychoanalytischen Ausbildung, da sie den sichersten Weg zu den „Krankenkassentöpfen" darstellt. Hier sind wohl auch etliche Funktionäre der krankenkassenärztlichen Vereinigungen historischen Irrtümern aufgesessen. Aber auch hier wirken zum Glück informale Prozesse als Korrektiv. Zahlreiche Therapeuten mixen ohnehin ihre individuelle Therapie aus Elementen der verschiedensten psychotherapeutischen Schulen (Verhaltens-, Gesprächs-, kognitive-, Emotionstherapie usw.), wobei diese „Kinder" den in der GOÄ bzw. EBM geforderten Namen erhalten.

Eine stärkere Einbindung psychologischer Erkenntnisse müßte sich auch in medizinisch-psychologischen Lehrstühlen ausdrükken, die zur Zeit noch zu dünn gesäht sind.

Ähnliches gilt für wissenschaftstheoretische Grundlagen der Medizin, die momentan kaum gelehrt werden. Sowohl für die spätere tägliche Arbeit des Arztes als auch für die Forschung scheinen etliche erkenntnistheoretische Überlegungen unabdingbar. Gerade in der Sinnesphysiologie entwickeln sich hochbedeutsame Ansätze, deren Erkenntnisse in diesem vernetzten Wissenschaftssystem Medizin, Biologie und Psychologie revolutionär sein dürften (vgl. vor allem Maturana 1985).

Die Weiterbildung des medizinischen Personals ist ein Bereich, in dem die Kluft zwischen niedergelassenem und Klinikarzt besonders deutlich wird. Die ersteren können sich Kongreßteilnahmen leisten, da finanzielle Ausfälle in ihrem „Unternehmen" von der Pharmaindustrie ausgeglichen werden. Die letzteren sind diesbezüglich meist sehr viel schlechter gestellt. Andererseits erfahren oft Spezialisten im universitären Bereich eine höhere Akzeptanz als die Niedergelassenen. Diesbezüglich wäre eine empirische Untersuchung interessant, die klären könnte, zu welchen Ärzten denn die Ärzte gehen. Sie tendieren m. E. dazu, in einem Krankheitsfall innerhalb der eigenen Familie grundsätzlich nach dem „besten" Spezialisten für die jeweilige Krankheit zu suchen und die Behandlung dort vornehmen zu lassen. Innerhalb einer solchen „Qualität" spielen natürlich die spezielle Erfahrung und Weiterbildung wesentliche Rollen.

Medizinische Forschung

Ohne die hervorragenden Verdienste der medizinischen Forschung schmälern zu wollen, seien einige Richtungen aufgezeigt, die in Zukunft stärker einbezogen werden sollten:

- Wissenschaftstheorie (s. oben);
- Psychologie, v.a. in der inneren Medizin und Psychosomatik im Sinne einer modernen naturwissenschaftlichen Disziplin, die im übrigen im methodischen Bereich (Statistik, multivariate Methoden, Methoden der Theorieentwicklung wie z.B. Facettentheorie) für die Mediziner einiges zu bieten hat;

- stärkere Berücksichtigung der Schnittstelle (möglichst ihre Auflösung) zwischen „Schulmedizin", ganzheitlicher Medizin und „Naturheilverfahren";
- generell stärkere interdisziplinäre Zusammenarbeit, wie sie z. B. in der Neurologie gewährleistet wird;
- bessere Überwachung von Kontrollplänen und Datenerhebungen im pharmazeutischen Bereich, z. B. die von Praktikern gelieferten Daten zu Medikationen, die in Verträglichkeitsstudien eingehen, dürften etliche Validitätslücken aufweisen;
- generell stärkere Präventionsforschung;
- mehr systemische Ansätze, um die Interaktionseffekte besser zu erklären;
- mehr Forschung und Lehre im Bereich der diagnostischen Urteilsstrategien (die Gültigkeit diagnostischer Urteile hängt wesentlich von der Qualität der Urteilsstrategie inklusive der Datenverknüpfung ab, vgl. Kastner 1987b etc.

Die Gesellschaft als Systemkomponente

Es muß verdeutlicht werden, daß die oben genannten Systemkomponenten in unserer Gesellschaft interagieren, die Gesellschaft aber zugleich ein Teil dieses Systems ist. Die Mitglieder dieser Gesellschaft wollen zwar gesund sein, akzeptieren aber täglich verschiedene Krankheits- und Sicherheitsrisiken, da jeder meint, es treffe nicht ihn, sondern andere. Entgegen zahlreicher Lippenbekenntnisse ist offensichtlich Gesundheit im realen Verhalten nicht das höchste Ziel und viele sind nicht in der Lage, ein als richtig erkanntes Verhalten in Richtung auf dieses Ziel durchzuhalten. Für den Raucher ist das momentane Rauchen wichtiger als der „ferne" Gesundheitsverlust. Unsere Gesellschaft akzeptiert für eine Transportleistung im Verkehr, für bestimmte Energieleistungen (vgl. Kastner 1987a), für die Durchsetzung ideologischer Ziele (Krieg), für den Komfort (Umweltverschmutzung), für lukullische (Fettleibigkeit), gesellige (Alkohol, Drogen) und sexuelle Gelüste usw. das Risiko des Gesundheitsverlustes und des Opfers zahlreicher Menschenleben. An diesem Punkt kommt meistens das Argument, ohne solche „Begleiterscheinungen" seien Fortschritt und Freiheit nicht zu verwirklichen, nach dem Motto „wo gehobelt wird, fallen Späne". Dem ist entgegenzuhalten, daß „Fortschritt" nicht unbedingt mit Zielannäherung gleichzusetzen ist. Hier sind die gesellschaftlichen Ethiken aufgerufen, Ziele zu definieren. Die ärztliche Ethik des „Heilens" könnte vielleicht stärker unter dem Aspekt der Gesundheitserziehung diskutiert werden.

Umwelt

Die oben genannten Prozesse spielen sich in der Umwelt und in der Interaktion mit der Umwelt ab, von deren Intaktheit im System unsere Gesundheit abhängt. Eine genauere Betrachtung der zahlreichen Regelkreise des Lebens in Umwelten kann ein besseres Verständnis für die extrem vernetzten „innerorganismischen" Regelkreise und Milieus ermöglichen.

Wechselwirkungen im System

Die genannten Systemkomponenten interagieren in vielfältiger Weise vernetzt, wobei die Komplexitäten selten geklärt werden können, sondern Wirklichkeitsausschnitte arbiträr herausgegriffen werden müssen. Im folgenden seien einige mögliche Wechselwirkungen genannt.

- Es wäre denkbar, daß jemand (Zahn-) Mediziner wird, weil ihn in erster Linie ein überdurchschnittliches Einkommen und Prestige reizen. Solche individuellen Ziel- und Motivationsstrukturen würden nicht mit dem Bild des helfenden, aufopfernden, ausschließlich intrinsisch motivierten Arztes übereinstimmen. In der Folge wären Frustrationen bei Patienten, ein Imageverlust der Ärzte, zumindest teilweise sachunlogische, aber einkommensförderliche Diagnose - und Behandlungsweisen vorprogrammiert. Die Volkswirtschaft hätte immense Kosten zu verkraften, da überhöhte diagnostische Leistungen erbracht würden.
- Nehmen wir an, in der Ausbildung, vor allem im praktischen Jahr, würden Produktnamen statt generischer Namen von Phar-

maka laufend genannt. Es entstünde eine verstärkte Neigung, später in der Praxis „automatisch" das jeweilig persönlich bekannte Produkt zu verschreiben. Pharmazeutische Firmen würden „Beratungsverfahren" entwickeln, die solche „Automatismen" fördern. Entsprechende Einzelheiten sind ohne weiteres aus der Motivationspsychologie ableitbar. Krankenkassen müßten entgegensteuern, Patienten würden auf einem bestimmten Produkt bestehen, obwohl ein anderes, preiswerteres chemisch identisch ist usw.

– Es wäre denkbar, daß bei einem Mediziner in der Facharztausbildung das dringende Bedürfnis nach bestimmten Vorgehensweisen (z. B. Endoskopie, Blinddarmoperation o. ä.), die er für seine fachärztliche Qualifikation „sammeln" muß, entsteht, die seine Wahrnehmung entsprechend färbt. Patienten würden unnötig gefährdet. Die Kosten würden steigen. Geräte würden abgenutzt. Es müßten neue gekauft werden. Dadurch müßten Etats beantragt, umgeschichtet usw., kurz erkämpft werden. Ärzte wären mit verstärkten Verwaltungsaufgaben zu Lasten ihrer Patienten beschäftigt usw.

– Es wäre denkbar, daß sinnvolle Referentenentwürfe im Rahmen der Pharmagesetzgebung und der generellen Kostendämpfung wenig Chancen hätten, verwirklicht zu werden, weil bei verschiedenen Abgeordneten Überzeugungsarbeit geleistet würde. Die Folgen für die Volkswirtschaft, die Umweltbelastungen, die wiederum der Volkswirtschaft einiges abfordern, liegen auf der Hand und drücken sich zugleich in dem Portemonnaie des Individuums über Steuern und Krankenkassenbeiträgen aus.

– Es wäre denkbar, daß eine Praxisgründung und -erhaltung verstärkt unter kommerziellen Gesichtspunkten gesehen würde. Zur Amortisation eines Ultraschallgerätes könnte man geneigt sein, den Ultraschallkopf schon mal rein „interessehalber" auf den Bauch des Patienten zu halten. Das schlecht bezahlte, aber dringend erforderliche Gespräch könnte man durchführen, zugleich aber kommerzielle Defizite z. B. über die unnötige Durchführung eines EEG ausgleichen. Solchen Tendenzen könnten von den Krankenkassen durch Schnittberechnungen begegnet werden. Dies wiederum könnte die Computerindustrie fördern, die dem Arzt einen Personal-Computer empfiehlt, mit dessen Hilfe er täglich genaue Schnittberechnungen durchführen kann. Auch die zahlreichen kleinen Softwarefirmen hätten somit die Möglichkeit, spezielle Programme zu entwickeln. In diesem Falle würden beispielsweise die diagnostischen und therapeutischen Interventionen für denselben Patienten unterschiedlich aussehen, je nachdem, ob er zu Beginn oder gegen Ende eines Quartals bei seinem Arzt erscheint.

– Es wäre denkbar, daß Betten in einem Krankenhaus nicht nur nach sachlogischen Gesichtspunkten belegt würden. Bei Patientendefiziten, könnte man geneigt sein, die einzelnen Krankheiten etwas ausgiebiger zu kurieren. Dies hätte Kosten auch im Sinne von Krankenhaustagegeldern, Einkommensverlusten bei Firmen, Erhöhung von Versicherungsbeiträgen usw. zur Folge.

– Es wäre denkbar, daß Personen mit Neigungen zur „Denkmalsetzung" Krankenhäuser bauen, die aufgrund der Konkurrenz im näheren Umfeld kaum die Chance einer Bettenausnutzung haben. Damit würden die Sozialausgaben erhöht, die Steuern usw. Möglicherweise existieren „Ballungsgebiete" hinsichtlich hochtechnisierter Herzbehandlungsmöglichkeiten, die zwangsläufig die Statistiken bestimmter Verfahren in die Höhe treiben.

In diesem Band werden einige US-amerikanische Daten aufgezeigt (s. Beitrag Hüllemann), die den Gedanken nahelegen, je nach technischer Ausstattung und nach Abrechnungssystem wandelten sich urplötzlich die Krankheiten.

– Im Rahmen der wissenschaftlichen Qualifikation müssen Dissertationen und Habilitationsschriften erarbeitet werden, um ein persönliches Fortkommen zu ermöglichen. Dabei sind sinnvollerweise empirische Arbeiten gefordert. Wäre es denkbar, daß in diesem Zusammenhang schon mal ein Patient aus wissenschaftlichem Interesse, etwa in der Rheumaforschung, radioaktive Isotope injiziert bekommt, um „Vergleichsdaten" zu erhalten? Wenn dem so wäre, würden zwar Apparate besser genutzt, möglicherweise wissenschaftliche Fortschritte erzielt, aber auch Patienten unnötigerweise radioaktiv belastet.

Zukunft der Medizin in einer systemischen Betrachtung 113

Die Kette möglicher Wechselwirkungen ließe sich endlos verlängern. Im vorliegenden Zusammenhang geht es nicht um mögliche Verhaltensweisen einzelner schwarzer Schafe, sondern um die Vernetzung denkbarer Wechselwirkungen zwischen Arzt und Pflegepersonal, medizinischer Ausbildung und Forschung, Technik, Wirtschaft, Gesellschaft und Umwelt, mit deren Realität man rechnen müßte, wollte man ein solches System in Richtung auf eine bessere Organisation optimieren.

In einer systemtheoretischen Betrachtensweise (vgl. etwa Malik 1984; Vester 1985) müßten nun die verschiedenen möglichen Vernetzungen erarbeitet und soweit empirisch untersucht werden. Inhaltlich würde detailliert geprüft, was sich wie in dem System verändert, wenn man an den verschiedenen Rädchen in unterschiedlicher Kombinantionen und Stärken dreht (vgl. auch die Computersimulationen von Dörner et al. 1983). Es fragt sich, inwieweit die derzeitigen Bestrebungen zur Kostendämpfung hinreichend detailliert und systemisch durchgespielt werden.

Vorschläge zur Förderung der Gesundheit des Systems Medizin

Man sollte mehrere Parameter gleichzeitig verändern, um dieses System zu verbessern. Ohne hier auf empirisch breiter Basis gültige Rezepte liefern zu können und ohne Anspruch auf Vollständigkeiten seien nur einige Möglichkeiten genannt.

1. Patienten sollten positiv motiviert werden. Generell muß das richtige Verhalten belohnt werden. Momentan wird eher das falsche Verhalten belohnt. Präventive Lebensweise könnte gefördert werden. Damit würden die jährlichen Tonnen an bezahlten, aber nicht gebrauchten Medikamente reduziert.
2. Generell muß präventives und erzieherisches Verhalten belohnt werden.
3. In Richtung Prävention und Aufklärung über psychisch determinierte Krankheiten und Mißbefindlichkeiten müßte verstärkt geforscht und gelehrt werden. Zur Zeit entwickeln

sich Disziplinen wie Gesundheitspsychologie (Health-Psychology), Verhaltensmedizin und Psychoneuroimmunologie, die stärker in das tägliche medizinische Geschehen Eingang finden sollten. Dazu gehört auch die Gesundheitserziehung bei Kindern und in der Erwachsenenbildung. Die deutsche Herz-Kreislauf-Präventionsstudie, die auch ein Sujet dieses Bandes darstellt, repräsentiert m. E. ein Ausnahmevorbild. Forschung in dieser Richtung kann gar nicht genug betrieben werden.

4. Einbeziehung solcher wissenschaftlicher Disziplinen in die medizinische Ausbildung inklusive entsprechender universitärer Ausstattung (Lehrstühle) und Forschung.
5. Soweit möglich Entkommerzialisierung des ärztlichen Handelns. Die pharmazeutische Industrie, etliche prothetischtechnische Betriebe, Verwaltungen, Universitäten und natürlich die Ärzte leben von der Krankheitsbekämpfung im Sinne der Reparatur. Sie sollten stärker von der Prävention leben.

Modelle der Entkommerzialisierung sind aufgrund der „Besitzstandwahrung" schwer durchzusetzen. Beginnen könnte man mit der Auflistung (in gutem Deutsch) der ärztlichen Bemühungen in jeder, auch der Pflichtkrankenkassenrechung wie bei den Privatkassen. In Falle eines Irrtums könnte ein auf seinen Kassenrabatt erpichter Patient reklamieren.

6. Aufgabe der überhöhten Ansprüche an den Arzt durch Aufklärung und Erziehung. Auch jeder Arzt hat – besonders in seiner Doppelfunktion als Arzt und „Unternehmer" – sein gutes Recht, zu verdienen und für besondere Verantwortung und gute Leistungen auch gut entlohnt zu werden. Dies sollte aber durch ein realistisches Abrechnungssystem vernünftig geregelt werden.
7. Kontrollmechanismen sollten durch die o. g. geforderte Transparenz gefördert werden.
8. Aufwertung des Haus- und Familienarztes, der ganze Familien jahrzehntelang kennt und stärker als Filter für fachärztliche Bemühungen dienen sollte. Damit würden die „wunderbare Scheinvermehrung" gestoppt und zahlreiche iatrogene Schädigungen verringert.

9. Eine stärkere interdisziplinäre Zusammenarbeit, z. B. zwischen Ärzten und Psychologen, dient nicht nur der Forschung sondern auch der täglichen Diagnose und Behandlung in der Praxis. Zusammenarbeit muß sich ebenfalls lohnen und darf nicht durch Pfründekämpfe verhindert und letztlich bestraft werden.
10. Die Verwendung chemisch identischer aber preiswerter Medikamente ist zu belohnen.
11. Psychologische Zusatzausbildungen sind zu fördern.
12. Gleiches gilt für die Vermittlung von Kenntnissen im Bereich der Umwelt und kybernetischer Regelkreise. Nicht ohne Grund polarisieren sich auch Ärzte im ökologischen Bereich. Auf der einen Seite finden wir Ärzte gegen den Atomtod, auf der anderen Seite werden die Folgen von Tschnernobyl, von Umweltverschmutzungen usw. für vernachlässigbar gehalten. Oft herrscht auch in ärztlichen Kreisen eine erstaunliche Unkenntnis über die vielfältigen Wechselbeziehungen zwischen Umwelt, Verhalten, Gesetzgebung usw. und Gesundheit (vgl. die Aids-Problematik).
13. Kritische Überprüfung der pharmazeutischen Entwicklungs- und Vertriebswege.
14. Überprüfung von Regelsystemen, die z. B. momentan dafür sorgen können, daß je nach Klinikart dieselbe Krankheit unterschiedlich behandelt wird.
15. Transparenz des gesamten Systems inklusive der kommerziellen Prozesse.

Schlußfolgerung

Auch die obigen Vorschläge ließen sich erweitern. Im vorliegenden Zusammenhang sollte deutlich werden, daß das System Medizin gesünder werden sollte. Dazu scheint eine sytemische Sicht und systemisches, paralleles Handeln, d. h. gleichzeitiges Drehen an verschiedenen Rädchen angebracht. Man sollte versuchen, die zahlreichen Vernetzungen und Paradoxa zu ergründen. Zum Beispiel bedeutet eine verringerte Sterblichkeit durch die verschiedensten medizinischen, u. a. technischen Errungenschaften zugleich eine Verstärkung von Krankheit, da die vielen Alten oft multimorbide sind (vgl. Vester 1985). Der pharmazeutische Eingriff in die Mikrobenwelt zerstört oft Gleichgewichtssysteme (zuviel Seife sorgt für Hautpilze).

Bevölkerungsdichte, Nahrung, Ausbildung, Gesundheit und soziales Gefüge sind ein in sich vernetztes kybernetisches System, dessen Teile nie von den anderen isoliert verändert werden dürfen, sondern das sich sinnvoll immer als Ganzes verändern kann, indem sich die Teile optimal aufeinander einspielen. Jedes Vorgehen, das unsere Gesundheit betrifft, erstreckt sich daher in Wirklichkeit weit über den Menschen hinaus auf die Nahrung, auf die Landwirtschaft, auf Luft und Wasser, auf Traditionen, Politik, Tabus und wirkt von dort wieder zurück auf den Menschen und sein Wohlbefinden (Vester 1985, S. 174).

Kleine Ursachen haben große Wirkungen. Interaktionseffekte sind oft stärker als die Einzeleffekte. Verschiedene Variablen hängen nur selten binär und linear miteinander zusammen. Auch Ärzte müssen lernen, komplex zu denken (Dörner et al. 1982) und zu handeln. Auch sie sollten sich damit beschäftigen, wie Organisation und Wirklichkeit zusammenhängen. „Wir erzeugen buchstäblich die Welt, in der wir leben, indem wir sie leben" (Maturana 1985, S. 269). Heilung als Reparatur ist zwar lebenswichtig, bedeutet aber auch oft, daß im Vorfeld des Verhaltens ein Versagen vorlag.

Literatur

Dörner D, Kreuzig HW, Reither F, Stäudel T (Hrsg) (1983) Lohhausen – Vom Umgang mit Unbestimmtheit und Komplexität. Huber, Bern Stuttgart Wien

Halhuber C (1980) Rehabilitation in ambulanten Koronargruppen. – Ein humanökologischer Ansatz – (in drei Bänden). Springer, Berlin Heidelberg New York

Haynes SG, Levine S, Scotch N, Feinleib M, Kannel WB (1978) The relationship of psychosocial factors to coronary heart disease in the

Framingham study: Part I, Methods and risk factors. Am Epidemiol 107:362–383

Jäger L (Hrsg) (1979) Erkenntnistheoretische Grundlagen der Linguistik. Kohlhammer, Stuttgart

Kastner M (1982) Ein Verfahren zur internen Validierung psychologischer Fragebogenverfahren. Habilitationsschrift, Bergische Universität Wuppertal

Kastner M (1983) Zusammenhänge und Unterschiede zwischen Streß und Depressionen in einem umgrenzten Handlungsbereich. Med. Dissertation, RWTH Aachen

Kastner M (1986a) The pragmatic validity to be considered for the construction and application of psychological questionnaires. In: Angleitner A, Wiggins JS (eds) Personality assessment via questionnaires. Springer, Berlin Heidelberg New York Tokyo, S 48–60

Kastner M (1986b) Zur Kopplung von Beanspruchungen im Rahmen der Arbeits- und Organisationspsychologie. In: Methner H (Hrsg) Psychologie in Betrieb und Verwaltung. Deutscher Psychologenverlag, Bonn S 43–66

Kastner M (im Druck) Klassifikation von Fahrhandlungen. In: Kastner M (Hrsg) Verkehrssicherheit. TÜV, Köln

Kastner M (1987a) Gesundheitliche Konsequenzen einer Arbeitszeitflexibilisierung. In: Marr R (Hrsg) Mensch- und Arbeit im technisch-organisatorischen Wandel. Schmidt, Berlin, S 213–234

Kastner M (1987b) Klinisches Urteil. In: Sarges W (Hrsg) Managment-Diagnostik. Hogrefe (Verlag Angewandte Psychologie), Stuttgart

Katschnig H (Hrsg) (1980) Sozialer Streß und psychische Erkrankung. Urban & Schwarzenberg, München

Leaf A (1973) Every day is a gift when you are over 100. Nat Geography Magazin 143:93–101

Malik F (1984) Stragie des Managements komplexer Systeme. – Ein Beitrag zur Management-Kybernetik evolutionärer Systems. Haupt, Bern Stuttgart

Maturana HR (1985) Erkennen: Die Organisation und Verkörperung von Wirklichkeit. Vieweg, Braunschweig Wiesbaden

Pschyrembel W (1982) Klinisches Wörterbuch. De Gruyter, Berlin New York, S 411

Vester F (1985) Neuland des Denkens. – Vom technokratischen zum kybernetischen Zeitalter. dtv Sachbuch, Stuttgart

Wittgenstein L (1970) Das blaue Buch (Schriften 5). Suhrkamp, Frankfurt

„Wir grünen für und für und haben tausenderlei Gesundheit" – Modelle von Gesundsein und Kranksein

F. Hartmann

Gesund*sein* statt Gesund*heit*

Dieser Satz des Paracelsus mahnt uns zur Besinnung unseres ärztlichen Denkens und Tuns. Er gibt uns zu bedenken, ob unser Verständnis von Gesundheit, der Natur des Lebendigen und der Artung des Menschen, aber auch der personalen Identität des Einzelnen angemessen ist. Sprachlich behandeln wir Gesundheit wie einen Gegenstand, den ein Mensch besitzt oder den er verloren hat. Im Falle der Krankheit wird er durch einen anderen Gegenstand, nämlich die Krankheit, verdrängt. Krankheit tritt in Konkurrenz oder sogar in Gegensatz zu Gesundheit. Diese Auffassung von Gesundheit und Krankheit ist medizingeschichtlich die Folge aus der Vergegenständlichung der Krankheit, vor allem ihrer Verortung und ihrer Herauslösung aus dem Leib und aus der Geschichte eines Menschen. So ist Gesundheit das *Eigen*, Krankheit das *Fremde*. Dieser Vorgang verbindet sich mit einem anderen, naturwissenschaftlich-methodischen: die Übernahme einer zweiwertigen Logik und die Beschränkung auf einen eindimensionalen Ursachen-Folgen-Begriff, so daß als wissenschaftlich nur ja oder nein, richtig oder falsch, entweder-oder zugelassen sind. Man hat das einen modernen Manichäismus genannt, jene Weltanschauung, die nur gut oder böse, weiß oder schwarz, schön oder häßlich und als Folge davon nur gesund *oder* krank zuläßt. Fast gleichzeitig haben sich die Wissenschaften vom

„Wir grünen für und für und haben tausenderlei Gesundheit" 119

Menschen eingeschworen auf das kartesianische Modell von der getrennten Existenz von Körper und Seele, des in Ausdehnung und Bewegung anschaulich und meßbar Werdenden und des nur im Denken zum Vorschein Kommenden. Wer oder was denkt in uns, ein unkörperliches Ich oder nicht doch unser Leib mit seiner Stammes- und Persongeschichte und mit dem Entwurf seiner Zukunft? Zwar ist das *Wesen* des Menschen nicht Gegenstand einer medizinischen Anthropologie als Wissenschaft, aber in jeder Sinnfrage, Sinnsuche, Sinngebung eines Kranken begegnen dem Arzt auch dessen transzendentale Bezüge, in denen er sich und sein alltägliches Dasein übersteigt (Abb. 1). Ihr Gefüge bildet das ideale Selbstbild, die Identität.

Im Begriff der Gesundheit kommt deren doppelter Sinn, deren zweifache Hoffnung, deren Öffnung auf das Körperlich-anschauliche und auf das Vernünftig-moralische zum Vorschein; Heil/salus: etwas stets Gefährdetes und Erwartetes, zu Bewahrendes und zu Verantwortendes. Gesundheit ist im Sinne frühneuzeitlicher Anthropologie Knoten und Band, wenn zwei Naturen des Menschen angenommen werden. Auch *Goethe* (Ausg. 1962) geht noch davon aus, wenn er in einer seiner Maximen schreibt: „Wenn der Mensch sein Physisches und Moralisches

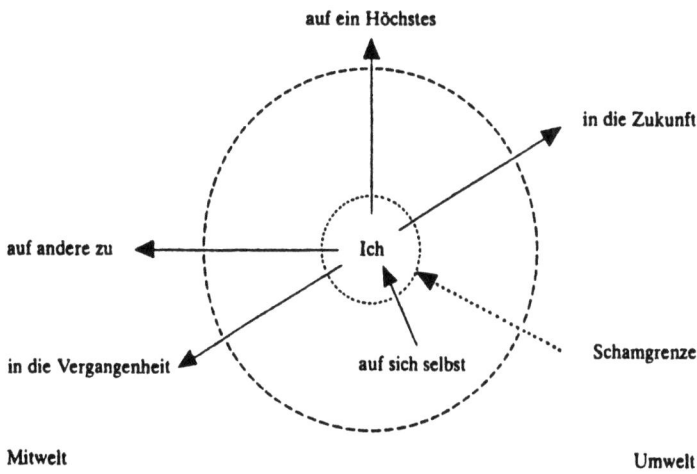

Abb. 1. Richtungen des sich selbst übersteigenden Menschen

nur recht bedenkt, findet er sich gewöhnlich krank." Das ist eine hintergründige Bemerkung, die auch die utopische Definition der Weltgesundheitsorganisation bloßstellt, derzufolge Gesundheit der Zustand vollständigen körperlichen, seelischen und sozialen Wohlbefindens ist. Schon Gesundheit als *Zustand* geht am Leben als *Vorgang*, Ereignis, Zeitgestalt vorbei. *Vollständig* verlangt auch *gleichzeitige* Erfüllung und Problemlosigkeit im körperlichen, seelischen und sozialen Bereich. *Wohlbefinden* ist eine nur von einzelnen Menschen aussagbare Größe. Es ist nicht nur das „Schweigen der Organe" (Leriche, zit. nach Canguilhelm 1989), die, auch wenn sie erkranken, lange schweigsam bleiben können; es ist Abwesenheit von Unlust und Sorge; es ist ungetrübte Übereinstimmung mit der Umwelt. Diesem utopischen Modell hat Dietrich *Rössler* (1957) entgegengehalten: „Gesundheit ist nicht die Abwesenheit von Störungen, sondern die Kraft mit ihnen zu leben". In dieser kultur- und wissenschaftgeschichtlichen Lage scheinen mir zwei Schritte notwendig:

1) Die Wiedergewinnung des alten Begriffs der *Neutralitas*, der Gleichzeitigkeit von Gesund- und Kranksein, einer gesunden Art, krank zu sein, aus der das Bemühen aller Beteiligten folgt, Bedingungen zu schaffen, unter denen soviel wie möglich Kranke, insbesondere chronisch Kranke, das Selbstgefühl und die gesellschaftliche Stellung von Gesunden erreichen können.
2) Die Ablösung des verführerisch einfachen Modells einer Zweiheit und Einheit von Körper und Seele, durch ein menschenkundliches Modell, das den einzelnen Menschen als *Schnittpunktexistenz* zahlreicher in *Wechselbeziehungen stehenden Bezüge* darstellt.

Ziemlich unreflektiert hat man die Erfüllung des utopischen Traums, wie er in der Formulierung der Weltgesundheitsorganisation dokumentiert ist, den Ärzten zugewiesen; diese haben sich ebenso unbedacht darauf eingelassen: Gesundheitserziehung und Restitutio ad integritatem – und nicht nur ad integrum – als umfassende „neue Dimension" der Medizin. Die Folge war jene Entwicklung, die Medikalisierung der Gesellschaft genannt wurde und nachdenklichen Gesunden und

Kranken das Ausmaß ihrer Entmündigung bewußt machte. Medizinkritik war und ist die Folge. Sie muß auch die Angebote von Heilkunden einbeziehen, die eine Restitutio ad identitatem zu leisten versprechen.

Das Problem ist ebenso alt wie ungelöst. Seine Geschichte verweist uns auf einen anthropolischen Grund, den Sigmund Freud auf die Formel von Lustprinzip und Realitätsprinzip gebracht hat. Wir suchen Antwort auf die Frage, ob der öffentliche und persönliche Auftrag an den Arzt umfassend sein kann und darf, wo er seine Grenze für die Erwartungen hat und wo er sich selbst beschränken muß. Das sind kritische Fragen auch an alle Forderungen und an Angebote von Ganzheitsmedizinen. Diese sind eine säkulare Erscheinung der späten Neuzeit und füllen die Lücken, die der Abschied von der antiken Eudaimonia, der Glückseligkeit, und vom christlichen Heil, Salus, hinterlassen hat.

Es soll im folgenden nicht mehr von Gesund*heit* als einer Sache, einem Besitz, einem Gegen*stand* die Rede sein, der fest- und wiederhergestellt werden kann. Gesund*sein* wird dem lebendigen Geschehen gerechter. Gesundsein ist eine stetige Leistung, wie die menschliche Haltung ein Sichaufrechthalten gegen die Schwerkraft, die Wärmebildung eine Selbstverteidigung gegen den Kältetod, die Nahrungszufuhr gegen den Stoffwechselstillstand ist. Leben ist Leistung gegen Entropie. Gesundsein ist eine äußerst vielfältige, anfällige Gleichgewichtslage, weit entfernt vom thermodynamischen Gleichgewicht. Es ist ständiges Gesundwerden gegen Absterben. Für Paracelsus (zit. nach Schipperges 1982, S. 74) ist der Mensch „der zum Umfallen Geborene". Der Übergang des ärztlichen Denkens von Gesund*heit* zu Gesund*sein,* bedeutet auch, sich dem *Kranken* nicht als Gegen*stand* sondern als Gegenüber zu verhalten.

Paracelsus und Hildegard von Bingen

So kann das „Tausenderlei" in jenem Satz des Paracelsus, der unser Thema ist, in zweierlei Weise ausgelegt werden:

1. Jeder Mensch hat sein Gesundsein;
2. Jeder Mensch macht ständig neues Gesundsein durch, gewinnt es wieder in neuer Gestalt, entwickelt sich von Gesundsein zu Gesundsein.

Diese Deutung kommt den gegenwärtigen Bemühungen sehr entgegen, den statischen Allgemeinbegriff von Gesund*heit* – und entsprechend Krank*heit* – in Modelle von Regelkreisen, Gestaltkreisen systemtheoretisch zu überführen.

Was aber meint und sagt uns die schöne, anschauliche sprachliche Wendung vom Grünen, indem wir immerfort begriffen sind. Ist es nur ein naturwüchsiger Vorgang, dem wir staunend und dankbar zuschauen? Oder sind wir an ihm handelnd und verantwortlich beteiligt? Sind wir selbst eine *Gefahr oder* mögliche oder gar notwendige *Gärtner* im „Garten der Gesundheit"?

Das Bild des *Grünens* – vielleicht auch als Vorbild für Paracelsus – finden wir bei der Äbtissin vom Rupetsberg bei Hildegard Bingen (gestorben 1179). Hildegard spricht von der Grünkraft, Viriditas: „Jede Ursache, in der keine Eigenkraft ist, ist schon tot, wie ein abgerissenes Stück Holz dürre ist, weil es die Grünkraft nicht mehr hat" (zit. nach Schipperges 1982, S. 301–310). In der Erde ist diese verborgen, von der starken Luft wird sie freigesetzt. Dörrkraft – ariditas – ist ihr entgegengesetzt. Grünkraft ist Zeugungs- und Erhaltungskraft. Weil Adam aus Erde gemacht war, war ihm die viriditas virilis mitgegeben. Das Erkenntnisvermögen des Menschen – Viriditas scientiae – hat seinen Ursprung im Heiligen Geist. Hildegard stellt sich vor, daß sich die Grünkraft als ein je besonderer Lebenssaft in jedem Gewebe verkörperlicht. Kein Zweifel, Hildegard entwickelt aus der Schöfungslehre eine kosmologische Anthropologie der Lebenskraft. Diese wäre unvollständig ohne eine Sittlichkeitslehre. Wenn der Mensch eine, wenn auch begrenzte Macht über die Nutzung seiner Grünkraft hat, ist die Frage an ihn gestellt: Wie, wozu? Darüber wacht sein Gewissen. Originell, wie Hildegard der Reue eine Viriditas poenitentiae zuspricht und dieser die Aufgabe eines Heilmittels für die Menschen – quasi medicina – zuweist. Viriditas und Virtus, Virilitas und Virginitas, Grünkraft und Tugend, Gesundheit und Wertbewahrung gehören zusammen. Die Tugend des Arztes ist

„Wir grünen für und für und haben tausenderlei Gesundheit" 123

Barmherzigkeit; ihr gibt Hildegard die Farbe der Viriditas, grün, das „Grün der Barmherzigkeit". „Pflege das Leben, wo du es antriffst" (ibi viriditatem fac, ubi viriditas est). Heinrich Schipperges (1957, S. 301) kommentiert dazu:

Hildegard gibt keine Definition für Gesundheit, aber ihr Bild der „viriditas" zeigt klar genug, was Gesundheit eigentlich meint. Das gesunde Leben ist der tätige Vollzug einer allem Leben innewohnenden Kraft, die ständige Aktualisierung einer höchst lebendigen Potenz, die sich im biologischen Lebensraum gleicherweise manifestieren kann, wie in den sittlichen und religiösen Daseinsbereichen. Wie Dasein im Mittelalter als eine fortwährende Schöpfung verstanden wird, so ist auch Gesundheit eine permanente Zeugung aus der tiefen Quelle des Lebens, ein anhaltender, belebender Prozeß, der alle Bereiche der Natur und der Geister durchgreift und überformt.

Antike Diätetik und Pädagogik

Der antike Begriff für Gesundsein ist der gleiche, wie der für Natur: Physis. Es ist ein dynamischer Begriff; Leben, Natur, Gesundsein in Bewegung, stirb und werde. Im Menschen heißt diese Bewegung Hygieia. Beschrieben wird sie als Gleichgewicht, Harmonie, Symmetrie, Gerechtigkeit, Maß. Die dem Menschen zu deren Erhaltung gegebenen Mittel sind in der Diätetik, der Lehre von der gesunderhaltenden Lebensweise und -ordnung zusammengefaßt (s. Übersicht). Sie war bis in das 19. Jahrhundert

```
                        ──── Diätetik ────
Ökologik                                  Komplexion/Konstitution
6 Res non naturales                       Res naturales
Licht + Luft                              Elemente
Essen + Trinken                           Säfte
Schlafen + Wachen                         Gliedmaßen + Organe
Arbeit + Ruhe                             Eigenschaften
Ausscheidungen + Absonderungen            Geisteskräfte
Leidenschaften
Anlage
```

hinein die Grundlage aller von den Menschen selbstverantworteten Gesundheitslehre und der Gesundheitsberatung durch Ärzte.

Aus der antiken Medizin eine Ganzheitsmedizin ableiten zu wollen ist ein Mißverständnis. Das Wirken des antiken Arztes war auf den Körper beschränkt: „Die an den Körpern kundigen" (Protagoras o. J., S. 28). Und „Handwerker der ärztlichen Kunst" (Sophokles, zit. nach Kudlien 1967, S. 29). Für Paracelsus vertritt der Arzt Gott an den Leibern und Martin Luther nennt ihn „unseres Herren Gottes Flicker". Seelische Leiden und geistige Heilmethoden waren der Philosophie und der Rethorik, den Priestern in den Asklepiosheiligtümern und später der christlichen Religion anvertraut. Der Mythos von der Bestrafung des Asklepios für den Versuch, einen Toten zu erwecken, zeigt dem Arzt seine Grenzen. In der hippokratischen Schrift „Über das würdige Auftreten des Arztes" wird dieser ermahnt: „Die Ärzte überlassen den Göttern den Vorrang, denn nicht schrankenlos ist ihr Können."

Trotzdem ist das *Wort* ein Instrument ärztlicher Tätigkeit. Es ist das Mittel der ersten Wahl, das tröstende, überzeugende, aufklärende, ratende, erziehende. Es gibt mancherlei Empfehlungen, wie der Arzt es gebrauchen soll: „Man muß bei dieser Kunst mehr als bei anderen darauf achten, daß man für den Laien verständlich spricht" (Ausg. 1895, S. 50). Werner Jäger (1954) hat in seinem Hauptwerk „Paideia" die Medizin als Vorbild einer *Erziehungskunst* vorgestellt. Ihr Ziel ist vielmehr Gesunderhaltung als Gesundwerden. In einer Zeit, in der es nur wenige wirkliche Heilmittel gab, war das auch vordringlich. Erst die Entwicklung medikamentöser und operativer Behandlungsmethoden hat in den vergangenen 100 Jahren die Anstrengung der Gesunderhaltung verdrängt. Die Menschen haben verlernt, sich auf sich selbst zu verlassen und erwarten alles von den Ärzten. Erst Enttäuschungen von Erwartungen und Erlebnisse von überflüssigem Abhängigwerden haben ein neues Bewußtsein geweckt. Trotzdem ist die Frage an die Medizin geblieben: Was können und sollen wir selbst tun, um gesund zu bleiben? Es ist ein Zeichen gegenseitiger Verlegenheiten, daß Auftrag und Weg der *Erziehung* ersetzt worden sind durch den Begriff *Aufklärung*. Aufklärung wendet sich nur an den *Verstand*. Erziehung sprach Verstand, *Vernunft*, Gefühl, Wertbewußtsein, Verantwortung, Gewissen an.

Das wichtigste – und vergessene – Erbe der antiken Auffassung von Gesundsein ist, daß es ein *Ereignis* und zugleich eine Tugend – arete – ist, Eigentum und Pflicht. In den Krankengeschichten der hippokratischen Epidemienbücher werden neben den unabwendbaren Klimaeinflüssen auch Fehlverhalten der Erkrankten als Krankheitsursachen genannt, z. B. Essen zur Unzeit. So ist auch der gesundheitserzieherische Appell des Philosophen Demokrit, eines vorsokratischen Aufklärers, zu verstehen: „Gesundheit fordern in ihren Gebeten die Menschen von den Göttern; daß sie aber selbst darüber die Macht in sich haben, wissen sie nicht." Aber sie könnten es wissen.

Gesundheitsbewußtsein und Gesundheitsverhalten sind nicht identisch. nach wie vor besteht eine ärztliche Aufgabe darin, beide miteinander zu vermitteln. Antikes und christliches Abendland versuchten es mit im Kern gleichen, in den Wegen unterschiedlichen Methoden. Medizin war in der Antike praktische Philosophie; und zur praktischen Philosophie gehörte auch Medizin. In einem Hippokrates-Kommentar stellt Galen im zweiten nachchristlichen Jahrhundert den Idealtypus eines klugen Arztes dar, den er *medicus gratiosus* nennt, den einfühlsamen, entgegenkommenden Arzt. Dieser ist nicht orthodox. Klug erlaubt er in Grenzen dem Kranken eine Gewohnheit beizubehalten, die ihm nicht zuträglich ist, wenn er dafür den Anordnungen des Arztes folgt, deren heilsame Wirkungen die schädlichen der Gewohnheit überwiegen. Der kluge Arzt stellt das Angenehme in den Dienst des Nützlichen. Damit schafft er die Grundlage für ein tragfähiges Vertrauensverhältnis, das wir heute zum Arbeitsbündnis abgekühlt haben. Tausend Jahre später treffen wir die gleichen Ratschläge bei dem jüdischen Arzt Maimonides (Ausg. 1966, S. 111) an seinen Herrn, den Kalifen. Für ihn hat er ein „regimen sanitatis" geschrieben. Darin lesen wir:

„Die Gewohnheit ist ein wichtiger Faktor bei der Erhaltung der Gesundheit und der Heilung von Krankheiten. Keiner möge plötzlich seine hygienischen Gewohnheiten ändern, sei es beim

Essen oder beim Trinken, beim Koitus, beim Baden oder bei körperlichen Übungen. In all dem bleibe man bei seinen Gewohnheiten; selbst dann, wenn die Gewohnheit im Widerspruch zu der medizinischen Regel stehen sollte, wende man sich von ihr nicht ab. Man gehe dazu über, was die medizinische Vorschrift lehrt, nur *schrittweise, im Verlauf von längerer Zeit*, so daß der Übergang kaum merklich ist. Keiner hat bisher seine Gewohnheit geändert, ohne daß er notgedrungen sich eine Krankheit zugezogen hätte. Ja sogar die zusätzlich Kranken, die als Folge schlechter Gewohnheit oder zusätzlich zur krankhaften Gewohnheit erkranken, sollen ihre Gewohnheiten nicht abändern. Das will heißen, man zwinge *während* der Krankheit niemand zur Änderung seiner Gewohnheit, selbst wenn es zu seinen Gunsten wäre."

Maimonides redet also nicht einem missionarischen Aufklärungseifer das Wort. Er empfiehlt Behutsamkeit und Vorsicht. Das entspricht dem antiken Muster, daß Gesundheitserziehung vor allem Erziehung einzelner Menschen ist. Maimonides hebt aber auch die Unterschiede zur Religion hervor:

„Was den Arzt anbelangt, so ist er, soweit er eben Arzt ist, verpflichtet, die Art eines nutzbringenden Verhaltens anzugeben, gleich ob es (von anderen, wie z. B. religiösen Gesichtspunkten) verboten sei oder erlaubt. Der Patient hat die freie Wahl, das zu befolgen oder zu unterlassen. Würde der Arzt die Anführung alles dessen was nützlich ist, ganz gleich ob es verboten oder erlaubt ist unterlassen, so würde er eine grobe Unterlassungssünde begehen, indem er verhehlt, was für die Gesundheit förderlich sein kann. Wenn es ihm auch bekannt ist, daß auch die Religion das *gebietet*, was nützt, und das *ver*bietet, was schadet für das Leben in der zukünftigen Welt, so hat er als Arzt dennoch die Pflicht darauf *hinzuweisen*, was dem Körper nützt bzw. schadet in seinem leben auf dieser Welt. Der Unterschied zwischen den Geboten der Religion und den Verordnungen der Ärzte besteht also darin, daß die Religion befiehlt, das zu tun, was im *Jenseits* nützt, und dazu *zwingt* und *verbietet*, das zu tun, was im Jenseits schadet und dafür *bestraft*. Die Medizin aber weist nur hin auf das Nützliche, sie warnt vor dem Schädlichen, zwingt nicht und straft nicht. Die Angelegenheit der Verordnung ist also dem Patienten überlassen. Er hat seine freie Wahl."

Christliche Gesundseinserziehung

Christliches Gesundseinsdenken ist unlösbar mit dem *Heilsgedanken* verbunden; und dieser liegt in der Zukunft. So ist des heiligen Augustinus Deuten des iridischen Lebens, als ständiges Kränkeln – haec longa aegritudo – zu verstehen und Pascals Hinweis, daß der eigentliche Zustand des Christen Kranksein sei. Das schließt aber Verantwortung für den eigenen Leib nicht aus. Dieser ist Teil der Schöpfung, natura creata, und nach dem Bilde Gottes gemacht. Christliche Gesundseinserziehung ist v.a. Warnung vor den Lastern, den 7 Todsünden. Daneben finden sich im evangelischen Kirchenlied aber auch die antiken 6 Res non naturales, die auch die Gesundheitsfürsorge in der sog. Hausväter-/Hausmütterliteratur der frühen Neuzeit bestimmen. Diese Ansätze verbinden sich zu einer Pastoralmedizin, die im 18. Jahrhundert dem eigentlichen Zeitalter der Aufklärung, deutliche Züge und Aufgaben medizinischer Volksaufklärung annimmt. Andererseits bedienen sich Ärzte kirchlicher Rituale, um gesundheitserzieherisch wirksam zu werden, so Bernhard Christoph *Faust* (1794) mit seinem *„Gesundheits-Katechismus zum Gebrauch in den Schulen und beym häuslichen Unterricht"* und Franz Anton May (1793/94) in seinen *„Medizinischen Fastenpredigten"*.

Am Vergleich zweier Kirchenlieder läßt sich eine Entwicklung zur aktiven Selbstverantwortung für das persönliche Gesundbleiben ablesen. Im Sinne pietistischen schicksalsergebenen Gottvertrauens dichtet Joachim Neander 1680:

„Lobe den Herren, der künstlich und fein Dich bereitet der Dir Gesundheit verliehen, Dich freundlich geleitet."

Gesunder Leib ist dem Menschen von Gott *geliehen*, zur Verwaltung und Erhaltung übergeben, anvertraut.

100 Jahre später, 1794, stellt Bernhard Christoph Faust seinem „Gesundheits-Katechismus" ein älteres Kirchenlied voran, das

sich zwar auf die Melodie von „Wer nur den lieben Gott läßt walten" singen läßt, das es aber keineswegs bei diesem Walten bewenden läßt. Vielmehr sind auf klassisch aufklärerische Weise *Rationalität* mit *Moralität* verbunden:

Des Leibes warten und ihn nähren
das ist, oh Schöpfer, meine Pflicht
Mutwillig seinen Bau versehren
verbietet mir Dein Unterricht
Oh stehe mir mit Weisheit bei
dass diese Pflicht mir heilig sei

Sollt ich mit Vorsatz das verletzen
was zur Erhaltung mir vertraut
Soll ich gering den Körper schätzen
den Du als Schöpfer selbst erbaut
Wess ist mein Leib, er ist ja Dein
soll ich denn sein Zerstörer sein?

Ihn zu erhalten, zu beschützen
gibst Du mit milder Vaterhand
Die Mittel, die dazu uns nützen
und zum Gebrauch gibst Du Verstand
Dir ist die Sorge nicht zu klein
wie sollte sie denn mir es sein

Gesunde Glieder, muntere Kräfte
oh Gott wieviel sind die nicht wert
Wer taucht zu des Berufsgeschäfte
wenn Krankheit seinen Leib beschwert
Gesundheit und ein heiterer Mut
sind ja der Erde größtes Gut

So laß mich denn mit Sorgfalt meiden
was meines Körper Wohlsein stört
Dass nicht wenn seine Kräfte leiden
mein Geist den innern Vorwurf hört:
Du selbst bist Störer deiner Ruh
du zogst dir selbst dein Übel zu.

Wer wie ich vor 60 Jahren in einer einklassigen Volksschule erzogen wurde, wird sich an solche Morgenlieder erinnern und damit an eine frühe Gesundheitserziehung. Diese kann nicht früh genug beginnen. Das Fundament von Gesundsein sind die gesunderhaltenden Gewohnheiten. Wie ein roter Faden zieht sich durch die abendländische Geschichte der Gesundheitserziehung von der antiken Diätetik, bis zur christlichen Tugendlehre, bis zum Schulunterricht von Faust die Erfahrung hindurch, daß dem Gesundbleiben des Erwachsenen – sofern er es beeinflussen könnte – am meisten die dem Gesundsein abträglichen schlechten Gewohnheiten entgegenstehen.

Zeitgeschichtliche Verlegenheiten

Und damit stehen wir mitten in unserem zeitgeschichtlichen Problem. Wir leben in einer offenen Gesellschaft, auch pluralistisch und permissiv genannt. Sie erinnert an jene Idealgesellschaft, die der Arzt und Kleriker Francois Rabelais vor 400 Jahren in seinem Roman *Gargantua und Pantagruel* (Ausg. 1978) entwarf. Über dem Eingang zu diesem Idealstaat-Telem stand: Hier ist alles erlaubt. Das ist die Vorwegnahme eines gegenwärtig wirksamen moralischen Minimalprinzip: Du darfst alles, sofern es andere Menschen nicht einschränkt. In diesem Rahmen wird der *Körper* als *Eigentum* betrachtet, als unbegrenzt verfügbares Instrument persönlichen Daseinsvollzuges: Mein Körper gehört mir. Wenn aber, unter Berufung auf das Grundgesetz, andere materielle Güter unter das Gebot der *Sozialpflichtigkeit* von Eigentum gestellt werden, so ist nicht einzusehen, warum dann nicht auch die Verwaltung des Eigentums „mein Körper" sozialpflichtig sein sollte. Diese Dialektik ist zwar lästig, aber logisch notwendig. Die Gründe, für diese moderne Form von Egoismus, sind nur zu leicht zu verstehen: Angesichts einer zunehmend unübersichtlich werdenden Komplexität von Welt und Gesellschaft zieht sich das Individuum auf sich selbst als den vermeindlich übersichtlichsten und verläßlichsten Daseinsbereich zurück. Nichts aber ist komplexer als ein einzelner Mensch.

Individualität und *Komplexität* sind die Bedingungen unter denen die Grundlagen der Medizin und die ärztliche Aufgabe neu bedacht werden können. Das gilt für die Menschenkunde – Anthropologie – wie für die Lehren vom Gesund-Sein und vom Krank-Sein. Es geht um eine angemessenere, gerechtere Berücksichtigung dessen, was wir allgemein von Menschen wissen und was wir von jedem Einzelnen wissen könnten. Es geht um verallgemeinerbare Aussagen, aus denen der Arzt dann sein Selbstverständnis entwickeln und sein jeweiliges Verhältnis zu einem Kranken gestalten kann. Jedoch sollte der Arzt im praktischen Gegenübersein sich daran erinnern, wie recht Karl Jaspers hatte, als er sagte: „Was Gesundheit und Krankheit im allgemeinen ist, dafür interessieren sich Kranker und Arzt am allerwenigsten."

Vom Menschen allgemein können wir uns immer nur Modelle machen, Annäherungen versuchen. Das Modell, das immer noch das Denken der meisten beherrscht – weil es so einfach ist – ist das Zwei-Substanzen-Modell von René Descartes (Ausg. 1965). Dessen Hartnäckigkeit hat – außer in seiner Einfachheit – drei historische Gründe:

1. In der abendländischen Geistesgeschichte hat die Lehre *Platos* von Leib und Seele fortgewirkt.
2. *Christliche Religion* hat diese Zweiteilung im Selbstgefühl der Menschen vertieft.
3. Descartes hat mit der Unterschiedenheit und Unvergleichbarkeit einer ausgedehnten und einer denkenden Substanz, der Physik und der Physiologie die philosophische Grundlage gegeben, d. h. Physik, Mechanik, Chemie des menschlichen Körpers als messende Wissenschaft ermöglicht.

Das nicht Meßbare – gleichwohl aber Beobachtbare – blieb von Wissenschaft ausgeschlossen. In der Medizin war das ein Hindernis für menschen- und personengerechte Annäherung an Kranke.

Es lohnt sich deswegen ein Blick auf ein Modell, das die Natur des Menschen unter den Gesichtspunkten seiner vielfachen Beziehungen sieht, als eine Schnittpunktexistenz (Abb. 2). Er existiert als vielfältige Wechselbeziehungen zwischen Umwelt und Mitwelt und zu dem was man üblicherweise seine Transzendenzen nennt. Obgleich im Innersten sich selbst verborgen und durch eine Schamgrenze gegen äußeren Einblick geschützt, ist ihm doch die Fähigkeit gegeben, außerhalb seiner Mitte eine Stellung einzunehmen, von der aus er das Gefüge seiner Beziehungen betrachten und kritisch bewerten kann. Helmut Plessner (1982) hat das die exzentrische Positionalität genannt. Der

"Wir grünen für und für und haben tausenderlei Gesundheit" 131

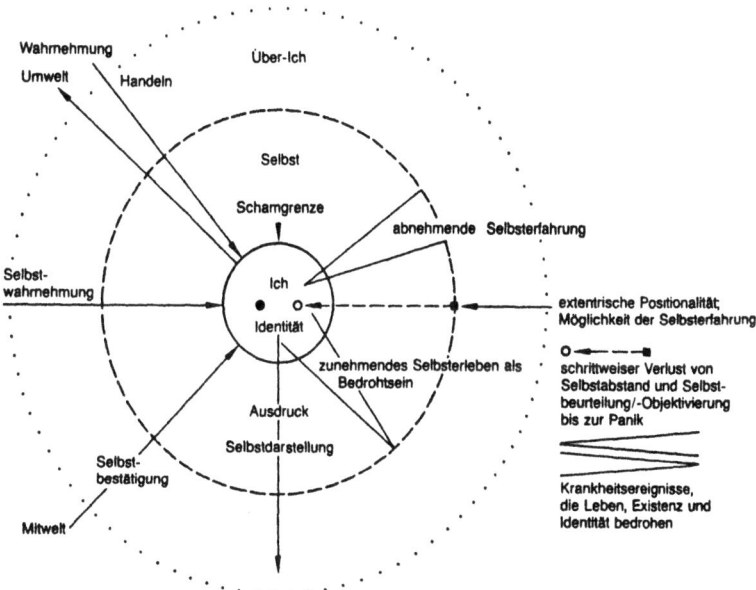

Abb. 2. Anthropologisches Modell der Störung der Peron im Kranksein

Mensch ist sich 2mal gegeben, entwickelt eine zweite Natur. Er lebt in vermittelter Unmittelbarkeit mit sich, seiner Mit- und Umwelt. Für eine Anthropologie des leidenden Menschen ist nun wichtig, daß im Leiden diese Positionalität verloren geht. Der exzentrische Punkt rückt auf die Mitte der Existenz zu; in der Panik, im Zustand des völligen Verlustes von Übersicht fällt sie mit dem Ichzentrum zusammen. Wenn man das durch Krankheit bedingte Kranksein recht verstehen, es nacherleben will, so ist es gut, die Frage zu stellen, ob das Leiden eines Kranken ichnäher oder ichferner ist. Die verschiedenen schweren Formen der Depression sind ein anschauliches Beispiel. Ein anderes Beispiel wären die sehr unterschiedlichen Beschwerden des Herzinfarkts vom leichten Unwohlsein bis zur Sterbensangst. Bei der Betreuung chronisch Kranker hängt das einsichtige Befolgungsverhalten – die Compliance – der Kranken sehr davon ab, ob sie von ihrer Krankheit etwas wahrnehmen, z. B. Schmerz bei chronischer Polyarthritis, oder ob sie von ihr nichts spüren, wie z. B.

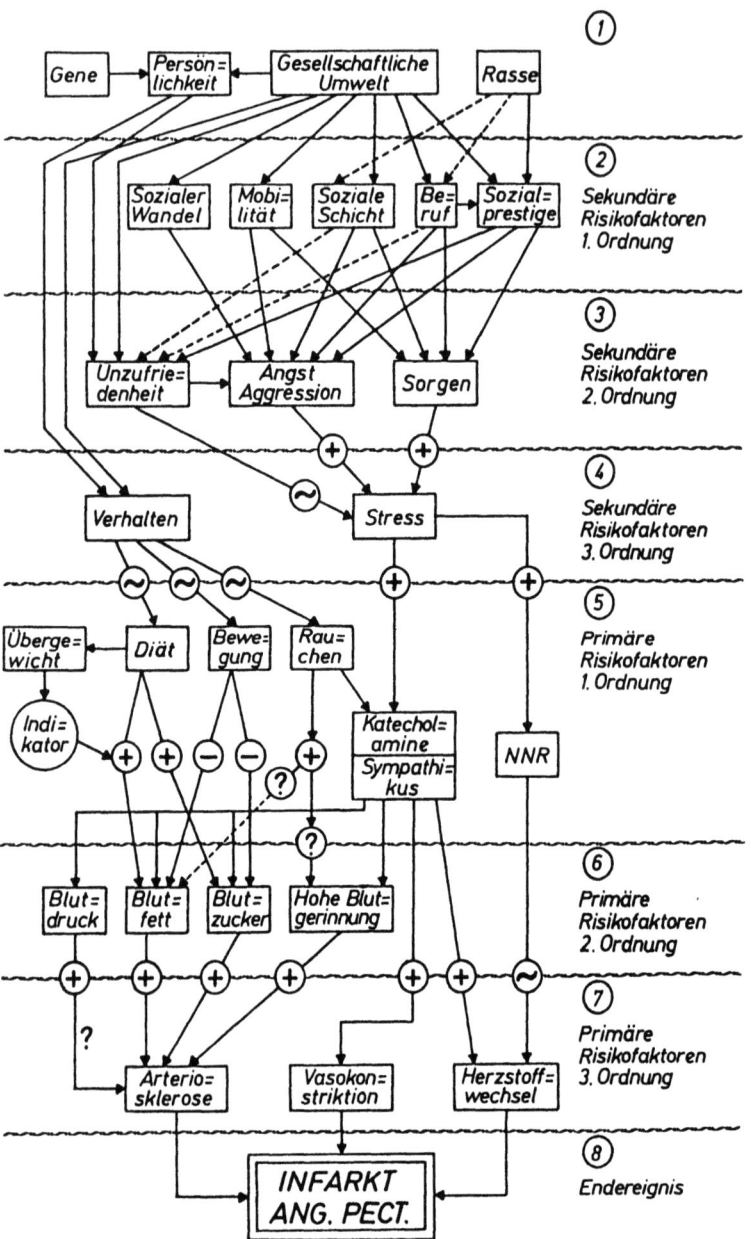

Abb. 3. Multikonditionale Pathogenese der Angina pectoris nach H. Schaefer

beim Bluthochdruck. Allgemeingefühle, Erleben von Störungen, sind gesundheitserzieherisch sehr viel wirksamer, als das Wissen um das Vorhandensein einer krankhaften Störung und deren Ursachen und Folgen.

Regelkreismodelle von Gesundbleiben und Krankwerden

Vor allem in den Modellen der Entstehung von Krankheiten – Pathogenese – wird die schrittweise Abkehr vom kartesianischen Leib-Seele-Modell erkennbar. Dieses verband sich nämlich lange Zeit mit einem unikausalen Denken eindimensionaler Ereignisketten und einer 2wertigen Logik des Ja-Nein. Hans Schäfer hat für Angina pectoris und Herzinfarkt ein Entstehungsmodell (Abb. 3) entwickelt, das von 3 Gruppen von Bedingungen ausgeht, die in wechselseitiger Steigerung schließlich zum körperlichen Ereignis führen. Thure von Uexküll (1986) hat für die Erklärung psychosomatischer Krankheiten einen Situationskreis (Abb. 4) entworfen, dem ebenfalls das Prinzip einer über das Körperliche hinausgehenden Störung von Selbstregulation zu-

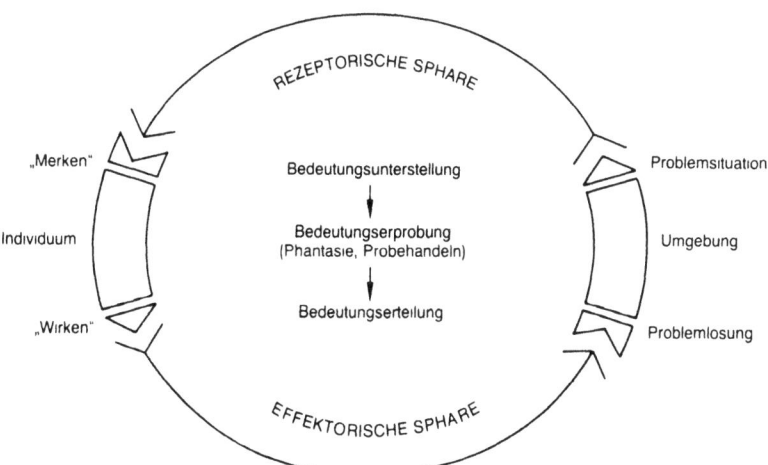

Abb. 4. Funktionskreis nach Th. v. Uexküll

grunde liegt. Das dritte Beispiel ist ein eigenes Modell (Abb. 5), das ebenfalls an den Anfang krankmachenden Geschehens, nicht *eine Ursache* sondern *vielerlei Bedingungen* stellt. Dabei können wir *begünstigende* Bedingungen wie Erbanlagen, Alter, Geschlecht, Ernährung usw. unterscheiden von *auslösenden* Bedingungen, z. B. Erschöpfungen, Infekten, mechanischen u. chemischen Beanspruchungen. Wird die krankmachende Ereigniskette in Gang gesetzt, so verläuft sie ebenfalls nicht eindimensional sondern unter zahlreichen physikalischen, chemischen, psychologischen, sozialen, positiven und negativen Rückkoppelungen. Das Gefüge dieser vielfältigen, miteinander vermaschten Regelkreise ließe sich beliebig komplizieren – und individualisieren. Denn kein Mensch ist in der gleichen Weise krank wie ein anderer an der gleichen Krankheit; und niemand macht die gleiche Krankheit 2mal auf die gleiche Weise durch. Was wir Krank-

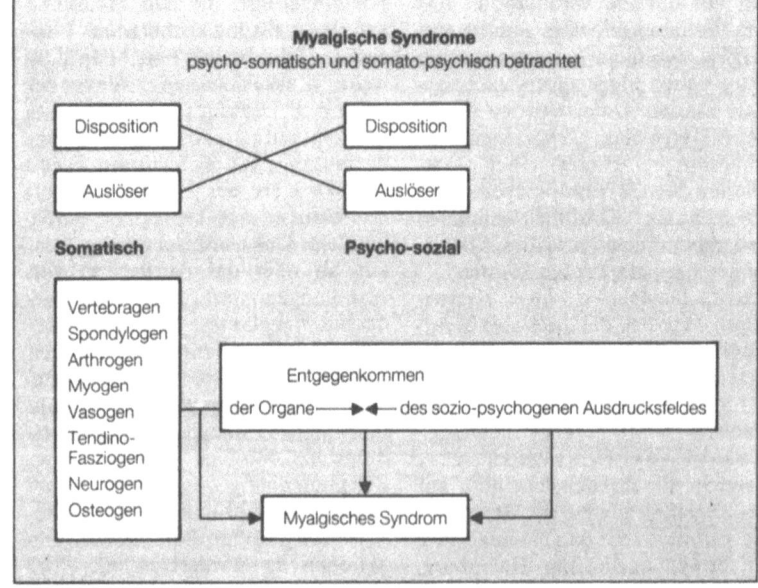

Abb. 5. Zusammenwirken körperlicher und seelischer Bedingungen fibromyalgischer Syndrome

heitsbilder nennen, sind die Beschwerden und Zeichen, die von den Vorgängen gestörter Gleichgewichtslagen an die Oberfläche des Bewußtseins des Kranken und der beobachtenden Sinnesorgane des Arztes gelangen. Trotz allen ärztlichen Bemühens, die Komplexität von Krankheit zu begreifen und persönlichen Krankseins zu verstehen, bleiben unsere Bemühungen dennoch Annäherungen. Mit ständig schlechtem Gewissen nehmen wir lediglich Abstand von den Vereinfachungen, zu denen physikalisches Modelldenken verleitet; von den *Reduktionismen,* die uns zwar soviel Kenntnisse über krankhafte körperliche Vorgänge ermöglicht haben; uns dem Kranksein von Kranken aber gleichzeitig so sehr entfremdet haben. Was das Grünen bei Hildegard von Bingen und bei Paracelsus für uns bedeuten kann und soll, hat Friedrich *Nietzsche* (Ausg. 1966) in *Die fröhliche Wissenschaft* so beschrieben: „Gesundheit der Seele – die beliebte medizinische Moralformel (deren Urheber Ariston von Chios ist): „Tugend ist die Gesundheit der Seele" müßte wenigstens, um brauchbar zu sein, dahin abgeändert werden: „Deine Tugend ist die Gesundheit deiner Seele." Denn eine Gesundheit an sich gibt es nicht, und alle Versuche, ein Ding derart zu definieren, sind kläglich mißraten. Es kommt auf dein Ziel, deinen Horizont, deine Kräfte, deine Antriebe, deine Irrtümer und namentlich auf die Ideale und Phantasmen deiner Seele an, um zu bestimmen, was selbst für deinen Leib Gesundheit zu bedeuten habe. Somit gibt es unzählige Gesundheiten des Leibes; und je mehr man dem Einzelnen und Unvergleichlichen wieder erlaubt, sein Haupt zu erheben, je mehr man das Dogma von der „Gleichheit der Menschen" verlernt, um so mehr muß auch der Begriff einer Normalgesundheit, nebst Normaldiät, Normalverlauf der Erkrankung unseren Medizinern abhanden kommen.

Und dann dürfte es an der Zeit sein, über Gesundheit und Krankheit der Seele nachzudenken und die eigentümliche *Tugend eines jeden in deren Gesundheit* zu setzen:

Welche freilich bei dem einen so aussehen könnte, wie der Gegensatz der Gesundheit bei einem anderen. Zuletzt bliebe noch die große Frage offen, ob wir der Erkrankung entbehren könnten, selbst zur Entwicklung unserer Tugend, und ob nicht namentlich unser Durst nach Erkenntnis und Selbsterkenntnis der kranken Seele so gut bedürfe als der gesunden: kurz, ob nicht der alleinige Wille zur Gesundheit ein Vorurteil, eine Feigheit und vielleicht ein Stück feinster Barbarei und Rückständigkeit sei (Nietzsche, Ausg. 1966, S. 123).

Besser kann man die „Tausenderlei Gesundheit" des Paracelsus-Zitats für unsere Gegenwart nicht auslegen. Vergleichbares gilt für das „Wir grünen für und für". Diesen Gedanken hat Viktor von *Weizsäcker* 1955 die folgende Form gegeben:

„Die Gesundheit eines Menschen ist eben nicht ein Kapital, das man aufzehren kann, sondern sie ist überhaupt nur dort vorhanden, wo sie *in jedem Augenblick erzeugt* wird. Wird sie nicht erzeugt, ist der Mensch bereits krank. Man kann den Sozialkranken als einen Menschen bezeichnen, bei dem die ständige Erzeugung von Gesundheit nicht mehr erfolgt."

In beiden Zitaten werden Gesundsein und Kranksein über die Ebene der körperlichen Störungen gehoben, bei Nietzsche als seelisches, bei von Weizsäcker als soziales Ungleichgewicht. Zugleich stützt das Argument Weizsäckers das, was soeben über den Körper als Eigentum gesagt wurde. Was Nietzsche die „Vernunft des Leibes" genannt hat, kann als Eigenverantwortung aber nur genutzt werden, wenn der Mensch aus exzentrischer Position die Leistungen dieses Leibes vernimmt. Sein Vermögen dazu, die Ver*nunft,* gründet im Ver*nehmenkönnen* des Leibes.

Schlüsselgedanke: bedingtes Gesundsein

Den Schluß meines Entwurfs sollen Schlußfolgerungen aus dem kybernetischen, systhemtheoretischen Modell von Gesundsein und Kranksein bilden. Unbedacht ist der Krankheitsbegriff in den vergangenen Jahrzehnten – nicht nur von Ärzten – so ausgeweitet worden, daß jeder sich fragen muß, ob er denn wirklich noch gesund ist und gesund sein kann. Das ist die von Ivan Illich angeprangerte Medikalisierung. Die Folge davon ist, daß in ärztlichen Praxen und inzwischen auch in Krankenhäusern und Kliniken die Zahl der chronisch Kranken, die der akut Kranken bei weitem überwiegt. Das ist unter anderem eine Folge davon, daß Ärzte in Kategorien von Krankheit denken und sich am Modell akuter Krankheiten unbewußt vor allem der Infektionskrankheiten und der Unfälle orientieren. Die skizzierten kybernetischen Modelle von Gesundsein und Kranksein legen aber die Frage nahe, ob es nicht zwischen eindeutig gesund und eindeutig krank – im Sinne der derzeit gültigen gesellschaftlichen und rechtlichen Normen – einen Zwischenbereich, die ehemalige Neutralitas, gibt, ob nicht durch genaue Beobachtung überhaupt ein Kontinuum von Übergängen erkennbar ist. Gibt es nicht eine gesunde Weise krank zu sein? Vor der letzteren Versuchung warnt ein Vers des oben zitierten Kirchenliedes (Faust 1794):

Doch gibt, daß ich nicht übertreibe
was auf des Leibes Pflege zielt
Nein, stets in jenen Schranken bleibe
die Dein Gesetz mir anbefiehlt
Des Körpers Wohl laß nie allein
den Endzweck meiner Sorge sein.

Aus solchen Einsichten in die Entstehung von Krankheiten und die Gestaltwerdung von personalem Kranksein, sowie angesichts solcher Ermahnungen ergibt sich ein erweiterter Begriff von Therapie. Ursprünglich bedeutet Therapie Dienst an Gesunden und Kranken. Die Erweiterung der therapeutischen Aufgabe besteht darin, aus möglichst vielen, nach bisherigem Wortgebrauch chronisch Kranken, wenigstens zeitweise bedingt Gesunde zu machen. Das bedeutet, Bedingungen zu schaffen, unter denen bisher chronisch Kranke ein Leben wie Gesunde und unter Gesunden führen können. Das setzt einen Einstellungswandel bei Ärzten und Kranken voraus. Aber wenn man den Versuch immer wieder unternimmt ist man erstaunt, wie häufig das gelingt. Den ersten Schritt in dieser Richtung hat vor 50 Jahren Gerhard Katsch für die Diabetiker getan. Eine wichtige Voraussetzung für das Gelingen dieser Art von Therapie ist, den Kranken durch die üblichen Behandlungen so viel Selbstvertrauen wie möglich zur Leistungsfähigkeit seines Organismus wiederzugeben. In dem Maße, in dem er dieses Selbstvertrauen zurückgewinnt, ist er bereit und in der Lage, Selbstverantwortung und Selbstführung zu übernehmen. Für den Arzt bedeutet das, den chronisch Kranken soweit wie möglich aus der Abhängigkeit freizugeben, ihn aus einem Behandlungsverhältnis in ein Betreuungsverhältnis zu entlassen (Abb. 6). Abschließend schlage ich eine Definition des Begriffs „bedingtes Gesundsein" vor. Ich hoffe, daß er in die Zukunft der Ärzte, der Kranken und deren Verhältnisse zueinander weist, indem er Komplexität und Individualität aber auch Rationalität und Moralität im Sinne der Aufklärung miteinander verbindet, deren Erben wir sind:

Gesund ist ein Mensch, der mit oder ohne nachweisbare oder für ihn wahrnehmbare Mängel seiner Leiblichkeit allein oder mit

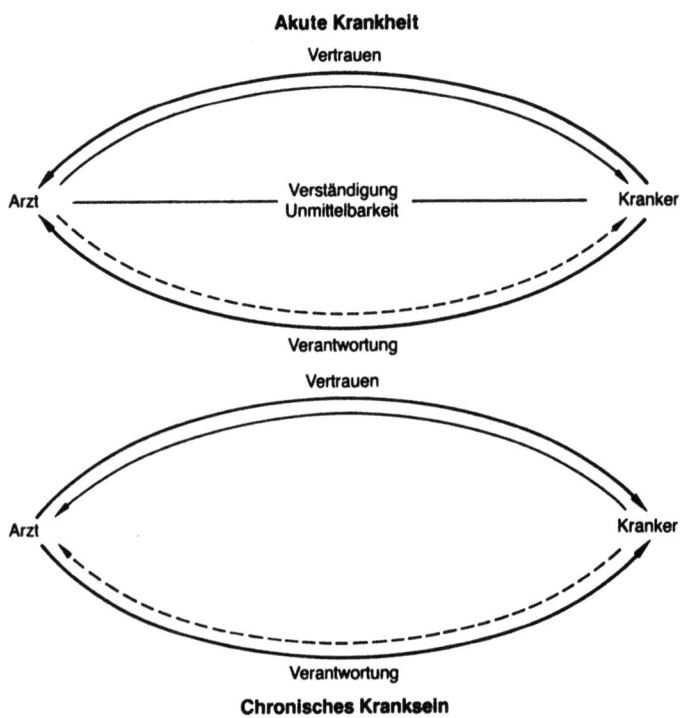

Abb. 6. Akute Krankheit und chronisches Kranksein

Hilfe Anderer Gleichgewichte findet, entwickelt und aufrecht erhält, die ihm ein sinnvolles, auf die Entfaltung seiner persönlichen Anlagen und Lebensentwürfe eingerichtetes Dasein und die Erreichung von Lebenszielen in Grenzen ermöglicht, so daß er sagen kann: „Mein Leben, meine Krankheit, mein Sterben".

Der Arzt als Erzieher? Die daraus folgende Spannungslage ist vorgezeichnet. Er wird zum Moralisten, sobald er das Verhalten von Kranken sittlich bewertet und seine Ratschläge sittlich begründet. Daß Gesundsein eine Tugend und nicht nur ein Befinden ist, war in der Antike Allgemeingut. In den hippokratischen Schriften wird eine Tugendlehre des Arztes, nicht aber des Arztes als Tugendlehrer erkennbar. Auch Hildegard von Bingen spricht von der Tugend des Arztes, verlangt von ihm aber nicht, seine Kranken auf den Pfad gesunderhaltender Tugend zu verweisen. Wenn der Arzt zu gesundheitsförderlicher Lebensweise rät, dann mit physiologischen, nicht mit moralischen Begründungen und Argumenten. Schon wenn er gezielt oder unvermeidliche Angst zuhilfe nimmt mit Beratung eines Rauchers, Trinkers, Übergewichtigen, Vielbeschäftigten, Leichtsinnigen, wird sein Verhalten bedenklich. Auch wertbezogene Ratschläge müssen sich am Wertgefüge, am sittlichen Selbstverständnis, an der Sinngebung des Kranken ausrichten. Die eigenen Überzeugungen des Arztes darf dieser nicht ins Spiel bringen ohne Gefahr zu laufen, daß sie unbewußt zum Maßstab werden. Hier sind Grenzen, die Ganzheitsmedizin entweder nicht zur Kenntnis nehmen oder die sie überschreiten will.

Diese Zurückhaltung im Kranker-Arzt-Verhältnis gilt nicht auch unbedingt für den Arzt als medizinischen Volksaufklärer in Wort und Schrift. Zuhörer und Leser haben die Wahl zuzuhören oder zu lesen, die der Kranke im Zwiegespräch nicht hat. Trotzdem sollte der Arzt als Erzieher zum Gesundsein in der Öffentlichkeit ein Werber und nicht ein Drohender sein, Einsichten geben, nicht Angst erregen.

Diskussion

Hartmann:
Zum letzten, gleich, mein Versuch besteht gerade darin, daß wir uns nicht von der Zweiteilung Descartes freimachen, sondern auch von der Zweiteilung Diltheys und dessen Nachfolgern, den Kosmos der Wissenschaften in Grundkategorien zu unterteilen. Ich weiß nicht, warum man immer von Naturwissenschaft und anderen sprechen muß, warum es den Menschen nicht genügt, von Wissenschaft zu reden. Ich glaube, wenn man die gegenwärtige Entwicklung sieht, über diese von Dilthey eingeleiteten Unterscheidungen von denen es inzwischen 20 andere Konnotationen gibt, müssen wir uns freimachen. Zum ersten Punkt: mein Vorschlag ist natürlich pragmatisch, er richtet sich an uns praktizierende Ärzte. Und er ist nicht verträglich mit der Definition der Gesundheitsorganisation. Dort ist von einem Zustand die Rede. Davon setze ich mich entschieden ab, „Gleichgewichte findet, entwickelt und aufrecht erhält." Das ist keine Definition, die nur für Ärzte gedacht ist. Ich hätte schon gedacht, Sie fragen mich, wo bleibe ich als Arzt denn; der kommt da nämlich gar nicht vor in dieser Definition. Also das eine ist, ich wende mich gegen den Zustand in der Definition der Weltgesundheits-Organisation; zweitens ist das „Wohlbefinden" ein sehr subjektiver Parameter und schließlich gegen das „vollkommen" und deshalb der Rückblick auf Goethe: „wenn wir uns nur recht bedenken, physisch und moralisch", so sagte er, ist nicht das gleiche, was sozial, seelisch und körperlich ist, „dann finden wir uns gewöhnlich krank". Und so erzeugt man nämlich eine Welt, eine Gesellschaft von Kranken.

Und das lernen wir gerade aus dem Umgang mit den chronisch Kranken. Wir brauchen keine Paradigmawechsel, d.h. die Ablösung des Paradigmas „akut krank" durch das Paradigma „chronisch krank": wir brauchen beide nebeneinander. Das „andachtsmäßig" ist vielleicht dadurch gekommen, daß ich gewagt habe, Kirchenlieder zu zitieren, es hängt damit zusammen, daß eine sehr gute Doktorandin von mir die medizinischen Inhalte des evangelischen Kirchenliedes der Neuzeit aufarbeitet. Das wollte ich Ihnen nicht vorenthalten. Ja wollen wir's für den Augenblick dabei bewenden lassen und jetzt Einführung in die Ausstellung.

Literatur

Canguilhelm G (1989) Grenzen medizinischer Rationalität. Edition diskord, Tübingen
Descartes R (Ausg 1965) Meditationen. Felix Meiner, Hamburg Faust BC (^{1}1794, 1976) Gesundheits-Katechismus. Hippokrates, Stuttgart
Goethe JW von (Ausg 1962) Gedenkausgabe, Bd 9, Artemis, Zürich Stuttgart, S 508:98
Hippokrates (Ausg 1895) Sämtliche Werke (Hrsg R Fuchs). Dr M Lüneburg, München Bd 1, S 50
Jäger W (1954) Paideia, 2. Auflage, Bd 2. De Gruyter, Berlin
Kudlien (1967) Der Beginn des medizinischen Denkens bei den Griechen. Artemis, Zürich, Stuttgart, S 28, 29
Mai FA (1793/94) Medizinische Fastenpredigten. Diagnostica therapeutica Boehringer, Mannheim
Maimonides (Ausg 1966) Regimen Sanitatis. Akademische Verlagsgesellschaft, Frankfurt, S 111
Nietzsche F (Ausg 1966) Werke (Hrsg K Schlechta). Hanser, München Wien, Bd 3, S 123
Plessner H (1982) Lachen und Weinen. In: Gesammelte Schriften, Bd 7, Suhrkamp, Frankfurt am Main, S 201 ff.
Rahelais F (1987) Gargantua Pantagruel. Artemis & Winkler, Zürich München
Rössler D (1957) Ärztliche Ethik in anthropologischer Sicht. In: Gross R, Hilger HH, Kaufmann W, Scheulen PG (Hrsg) Ärztliche Ethik. Schattauer, Stuttgart New York, S 24
Schipperges H (1957) Hildegard von Bingen: Heilkunde. Otto Müller, Salzburg, S 301-310
Schipperges H (1982) Paracelsus. In: Wienck P (Hrsg) Die großen Ärzte. Kindler, München, S 74
Uexküll T von (1986) Psychosomatische Medizin, 3. Aufl. Urban & Schwarzenberg, München, S 22

Einführung in das Werk Viktor von Weizsäckers anläßlich der Ausstellung zu seinem 100. Geburtstag

U. Hildebrandt

Was hat von Weizsäcker mit dem Thema des vorliegenden Bandes zu tun? Da gibt es zwei Bezugspunkte; einen persönlichen und einen inhaltlichen. Professor Hüllemann kommt aus der Heidelberger Schule und ist damit indirekt ein Schüler von Weizsäckers, der diese Schule wesentlich geprägt hat. Die Von-Weizsäcker-Ausstellung wurde anläßlich seines 100. Geburtstages im letzten Jahr durch Dr. Henkelmann gestaltet und in der Universitätsbibliothek Heidelberg aufgebaut.

Um den inhaltlichen Bezug zum Thema zu erleichtern, möchte ich einige biographische Daten von Weizsäckers nennen und auf die beiden Hauptwerke, die Gestaltkreislehre und die medizinische Anthropologie, hinweisen. Vorausgeschickt sei, daß von Weizsäcker als einer der Gründer der Psychosomatik gilt. Er wurde 1886 in Stuttgart geboren und starb 1957. Das Besondere für einen Mediziner, der sich mit einer für die damalige Zeit fast alternativ erscheinenden Richtung beschäftigt hat, zeigt sich darin, daß von Weizsäcker bis zu seiner Habilitation fast ausschließlich in der traditionellen experimentellen Physiologie gearbeitet hat, und zwar bei von Kries, einem damals sehr bekannten Sinnesphysiologen, in Freiburg. Zuerst beschäftigte er sich mit allgemeinen sinnesphysiologischen Fragestellungen und im Rahmen seiner Habilitation mit der Energetik des Herzmuskels und seiner pharmakologischen Beeinflußbarkeit. Nach seiner Habilitation (er mußte das Habilitationsverfahren aus dem Kriegslazarett vor Verdun einleiten) und nach seiner anschließenden Kriegsgefangenschaft übernahm er 1920 unter Ludolf von Krehl die Leitung der neurologischen Abteilung innerhalb der medizinischen Klinik in Heidelberg.

In dieser Zeit wandte er sich vom traditionellen Experimentbegriff mit dem Argument ab, daß dabei in wichtigen Voraussetzungen auf verstümmelte Präparate an dezerebrierten Tieren zurückgegriffen würde und damit nur die Beobachtung von Artefakten, aber nicht von Naturvorgängen möglich sei.

Zum besseren Verständnis ist zu erwähnen, daß zum damaligen Zeitpunkt in der Neurophysiologie die Beziehung von Reiz und Wahrnehmung von den Sinnesphysiologen und die Beziehung Reiz und Bewegung von den Reflexphysiologen unabhängig voneinander untersucht wurde. Für von Weizsäcker waren diese beiden Gebiete nicht trennbar, da es sich für ihn um eine Einheit handelte. Er entwickelte deshalb Versuchsanordnungen, mit denen die 3 Variablen Reiz/Bewegung/Empfindung in einem System untersucht werden konnten. Aus diesen Untersuchungen leiteten sich im wesentlichen seine Arbeiten ab.

Von Weizsäckers Wunsch, auf den Lehrstuhl für innere Medizin in Heidelberg berufen zu werden ging – wohl vorwiegend aus politischen Gründen – nicht in Erfüllung, obwohl er viele Fürsprecher hatte. Er mußte sich mit den Ordinariat für Neurologie in Breslau begnügen, das er ab 1941 innehatte. Nach seiner Flucht 1945 wurde für ihn in Heidelberg ein kleiner Lehrstuhl für allgemeine klinische Medizin neu geschaffen, auf dem er nur zu einem kleinen Teil seine weitreichenden Reformideen für die innere Medizin verwirklichen konnte. Aus dem ihm später unterstellten Institut für Psychosomatik mit A. Mitscherlich ging die psychosomatische Klinik mit P. Christian und W. Bräutigam hervor, die in Deutschland als die bedeutendste psychosomatische Schule gilt. 1952 emeritierte von Weizsäcker, bereits gezeichnet von einer schweren Parkinson-Erkrankung.

Neben der Physiologie hatte die Beschäftigung mit der Philosophie einen wesentlichen Einfluß auf seine Arbeit. Bereits seit Beginn seines Studiums nahm von Weizsäcker aktiv an philosophischen Seminaren teil. Er befaßte sich dabei zuerst mit dem Neokantianismus, später überwiegend mit der Lehre von Hegel und Schelling. In seinem Werk *Natur und Geist* (1987) schreibt er, daß er am Ende seines Medizinstudiums vor der Versuchung stand, in die Philosophie überzuwechseln. Er hielt später selbst Vorlesungen in Naturphilosophie und gab für kurze Zeit eine philosophische Zeitung, die „Kreatur", mit heraus.

Von Weizsäcker war bereits als Student davon überzeugt, daß das mechanistische Denken in der Biologie und in der Medizin nicht durch einen naturphilosophischen An- oder Überbau überwunden werden konnte, sondern eher durch eine Veränderung der Naturforschung selbst. In späteren Jahren sah er in der zunehmenden Bedeutung des Relativismus eine Entwicklung, die allmählich zu einer Beseitigung des methodischen Unterschiedes zwischen dem Denken der Biologie und dem Denken der Physik führen könnte. Er stellte außerdem einen Zusammenhang her zwischen der Unbestimmbarkeitsrelation Heisenbergs und seiner häufig geäußerten Forderung, daß in das Objekt der Wissenschaft wieder das Subjekt eingeführt werden müsse.

Neben der Philosphie übte auch die Psychoanalyse Freuds einen starken Einfluß auf seine Arbeiten aus. Er sah in Freud einen Geburtshelfer für sein Werk *Die medizinische Anthropologie* (1988). Nachdem er sich bereits seit der Studienzeit mit der Psychoanalyse beschäftigt hatte, kam es 1926 erstmals zu einem Besuch Freuds in Wien, von dem von Weizsäcker später berichtet, Freud habe ihm wieder das Interesse an seinem Beruf gegeben. Von Weizsäcker sah Freuds Grundansichten als wesentlich für die Psychosomatik an, er selbst hat sich aber nie einer Psychoanalyse unterzogen. Die unterschiedliche Denkweise kann am besten durch einen kurzen Ausschnitt aus einem Brief Freuds an Weizsäcker aufgezeigt werden. Er schreibt an von Weizsäcker:

Sie zeigen uns dann den feineren Mechanismus der Störung auf, indem Sie auf entgegengesetzte Innervationen hinweisen, die einander aufheben oder beirren müssen. Von solchen Untersuchungen mußte ich die Analytiker aus erzieherischen Gründen fernhalten, denn Innervationen, Gefäßerweiterung, Nervenbahnen wären zu gefährliche Versuchungen für sie gewesen, sie hatten zu lernen sich auf psychologische Denkweisen zu beschränken.

Dem Internisten können wir für die Erweiterung unserer Einsicht dankbar sein (Zit. nach Henkelmann 1986).

Kommen wir jetzt zu seinen beiden Hauptwerken. Eine kurze Beschreibung des Versuchsaufbaus zum optokinetischen Schwindel kann am besten das Verständnis für die Gestaltkreislehre erleichtern: Einer stehenden Versuchsperson wird ein an der Decke befestigter Zylinder über den Kopf gestülpt. Der Zylinder ist innen mit weißen und schwarzen Streifen versehen und über einen Elektromotor stufenlos drehbar. Bei gleichen Versuchsbedingungen können durch unterschiedliche Anweisungen an die Versuchsperson unterschiedliche Reaktionen ausgelöst werden. Bekommt die Versuchsperson die Anweisung, den Streifen in Drehrichtung nachzuschauen, so führt das zu einer Mitbewegung der ausgestreckten Arme, des Kopfes und einem Nystagmus in Drehrichtung. Bekommt die Versuchsperson dann die Anweisung, quasi durch die Streifen in die Ferne zu starren, so hören die motorischen Reaktionen (Mitbewegung der Arme, des Kopfes und Nystagmus) auf, dafür erfährt die Versuchsperson das Gefühl einer gegenläufigen Scheinbewegung. Es kommt also abhängig von einer subjektiven Steuerung der Reizbeobachtung einmal zu einer motorischen Reaktion, die sehr ausgeprägt sein kann, im anderen Fall empfindet die Versuchsperson eine Scheinbewegung ohne motorische Reaktion.

Die gestellte Aufgabe der Gleichgewichtserhaltung läßt also prinzipiell 2 Lösungen zu. Von Weizsäcker leitet daraus ab, daß Psyche und Körper ein komplexes unteilbares Ganzes darstellen und nicht die Summe von additiven Einzelfaktoren, außerdem, daß psychische und physische Reaktionen sich wechselseitig vertreten bzw. darstellen können. Somit kann sich auch eine krankhafte Reaktion auf einen Reiz- bzw. einen Umfeldfaktor einmal psychisch und ein andermal physisch darstellen. Die Entscheidung, welche Reaktion stattfindet, wird bewußt, meist jedoch unbewußt vom Subjekt getroffen. Diese Ergebnisse faßt von Weizsäcker als Gestaltkreislehre (1988) zusammen.

Sein zweites, weniger bekanntes Werk, *Die medizinische Anthropologie* stellt eine Zusammenfassung der Aussagen aus der Gestaltkreislehre, der Psychotherapie und seiner philosophischen

Ansichten dar. Ich will mich auf folgende zentrale Aussagen daraus beschränken:

Die Krankheit hat im Leben des Patienten einen Sinn. Der Patient erleidet die Krankheit nicht nur, sondern er gestaltet sie. Ein einfaches Beispiel: Ein Patient, der durch seine Krankheit einen Gewinn in Form von mehr Zuwendung seiner Umwelt erfährt, wird seine Krankheit anders gestalten als ein Patient, der durch seine Krankheit in die Isolation gerät. Das Leben ist nicht nur als Dasein gegeben, sondern verlangt Entscheidung und Stellungnahme. Für von Weizsäcker ist nicht das Ontische, das Seiende, für die Krankheit konstitutiv, sondern der Entwurf des eigenen Lebens nach vorne, das, was in der menschlichen Existenz zur Entscheidung aufgegeben ist. Sehr vereinfacht ausgedrückt, daß nicht die Realität die Situation des Leidenden bestimmt, sondern sein Lebensinhalt und seine Philosophie.

Anschließend sei mir erlaubt, bezugnehmend auf von Weizsäckers bekannte Redewendung vom Objekt der Wissenschaft, in die das Subjekt wieder eingeführt werden müsse, meine kardiologische Subjektivität einzubringen.

Bis vor wenigen Monaten habe ich in einer rein kardiologischen Abteilung vorwiegend Herzkatheteruntersuchungen und Schrittmacherimplantationen durchgeführt. Ich erwähne das als Entschuldigung für die folgende vielleicht etwas einseitige Sichtweise.

Eines der wesentlichen Probleme der aktuellen Medizin dürfte die zunehmende Spezialisierung und Subspezialisierung und der damit verbundene enger werdende Blickwinkel sein. Dadurch kommt in vielen Bereichen die psychische bzw. psychosomatische Komponente zu kurz.

Ohne eine Spezialisierung und Subspezialisierung ist das heutige hohe Niveau der medizinischen Versorgung nicht vorstellbar, insbesondere im Bereich der Akutmedizin. Bei chronischen Erkrankungen aber steht oft im Vordergrund, den Patienten bei der psychischen Verarbeitung der Erkrankung zu helfen. Wenn dies aber oft infolge des engen Blickwinkels des Spezialisten nicht geschieht und auch die Symptomatik nicht beeinflußt werden kann ist der Weg des Patienten zur alternativen Medizin oder obskuren Heilsversprechern vorprogrammiert. Diese tun dann zwar direkt oder indirekt etwas für die Psyche des Patienten aber weniger für das somatisch Notwendige. Nicht selten kommt es im weiteren Verlauf zu schweren Versäumnissen. Um dieses Pendel von der Schul- zur Alternativmedizin und evtl. später wieder zurück zur Schulmedizin zu verhindern, sollte jeder Schulmediziner sich mehr mit der Psychosomatik und ihren unterschiedlichen Formen der Psychotherapie beschäftigen.

Leider wird er aber oft von der allzu dogmatischen Einstellung und einer „Psychogen"lastigkeit der Psychosomatik abgeschreckt. Es würde dem mehr somatisch ausgerichteten Schulmediziner leichter fallen sich mit der Psychosomatik auseinanderzusetzen, wenn er sehen würde, daß auch der Psychosomatiker mehr von der sogenannten mechanistischen Medizin versteht und nicht nur in höheren Sphären schwebt. Nur unter diesen Voraussetzungen kann der Komplexität der Interaktion von Psychischem und Körperlichem in der Art Rechnung getragen werden, wie sie von Weizsäcker in einer sehr überzeugenden und auch sehr ausgewogenen Weise dargestellt hat.

Der Idealzustand wäre, wenn jeder Mediziner, egal welcher Fachrichtung, ein Studium der mechanistischen Medizin und ein Teilstudium der Psychologie und Psychotherapie absolvieren könnte. Auch wenn dies einen unerreichbaren Idealzustand darstellt, sollten jedoch mehr Schritte in dieser Richtung gemacht werden.

In der Zukunft wird die Medizin zweifelsfrei einen größeren Schwerpunkt auf die Prävention und Rehabilitation legen, was auch aus den aktuellen Gesetzesvorlagen hervorgeht. Ich muß gestehen, daß auch ich früher aus dem Blickwinkel eines Herzkatheterlabors die Reha-Medizin mit ihren psychosomatischen und psychologischen Komponenten nicht sehr ernst genommen habe.

Welche Bedeutung die psychosomatische Sichtweise im Bereich der Rehabilitationsmedizin hat, soll im folgenden Beispiel zum Ausdruck kommen:

Ein 42jähriger Patient (beruflich sehr erfolgreich, durch Geschäftsreisen jedoch viel „Streß" und unregelmäßiges Leben, regelmäßige sportliche Aktivitäten, mäßiger Nikotinabusus) erleidet ohne Vorsymptomatik einen großen Vorderwandinfarkt mit

Aneurysmabildung. Angiographisch besteht keine Indikation für eine revaskularisierende Maßnahme, aber für die dauernde Einnahme von Marcumar. Außerdem bestehen erhöhte Cholesterinwerte und ein grenzwertiger Hypertonus. Der Patient war bisher nie in ärztlicher Behandlung.

Was ist zu tun, ich muß dem Patienten sagen, daß er mit dem Rauchen aufhören muß, nur noch bedingt Sport treiben kann, Diät halten muß und beruflich kürzer treten sollte. Das heißt, ich stelle seine bisherige Lebensphilosophie bzw. seinen Lebensentwurf wie es von Weizsäcker bezeichnete, in Frage. Wenn ich dem Patienten aber wirklich helfen will, dann muß ich ihn auch unterstützen, einen neuen positiv gestimmten Lebensentwurf zu finden. Voraussetzung dafür ist aber, daß ich mit psychologischen Fragestellungen und mit einigen psychotherapeutischen Vorgehensweisen vertraut bin und daß ich selbst eine eigene „Philosophie" gefunden habe, die mir eine Weitergabe erlaubt (d.h. persönlich genügend gefestigt bin).

Ich glaube, daß die Psychosomatik eine große Chance hat, die gesamte Medizin in einer positiven Richtung zu beeinflussen, wenn es der Psychomatik gelingt, sich von ihren unterschiedlichen dogmatischen Richtungen zu lösen und sich in einem liberalen und ausgewogenen Sinn zu entwickeln entsprechend den Ideen von Weizsäckers, weil sich damit auch mehr Mediziner aus somatischen Fachrichtungen identifizieren könnten.

Wenn es mir gelungen sein sollte, auf Sie einen Teil des Interesses zu übertragen, das in mir die Beschäftigung mit von Weizsäcker geweckt hat, wäre das ein Schritt in dieser Richtung.

Nachtrag

Am 27. Mai 1988 erschien in *DIE ZEIT* ein mehrseitiges Dossier „Krankheit ist kein Maschinenschaden" von Frauke Hartmann. Darin wird über Viktor von Weizsäcker ausgeführt:

Indessen verknüpft sich die Psychosomatik jener Jahre hierzulande unausweichlich mit dem Tausendjährigen Reich. Von der

Überlegung, daß jeder Mensch als Individuum für seine Krankheit verantwortlich ist, war es nicht weit bis zur Schuldzuweisung und Verteufelung. Viktor von Weizsäcker, der bereits Ende der zwanziger Jahre auf die Beziehung zwischen „Rentenneurosen" und Massenarbeitslosigkeit hingewiesen hatte und rentenwillige Kranke mit Zwangsarbeit, Situationstherapie und der Abschaffung des Sozialversicherungssystems kurieren wollte, ist „in eine der ärztlich gelenkten Aktionen zur Vernichtung unwerten Lebens tief verstrickt gewesen", fand der Hamburger Arzt Karl Heinz Roth heraus. Ein Jahr, nachdem Weizsäcker den Lehrstuhl für Neurologie an der Universität Breslau bekommen hatte, 1942, nahm er Kontakt mit der sogenannten Pflegeabteilung der Jugendpsychiatrischen Klinik in Loben (heute Lubliniec) auf. In den Krankenakten dieser Klinik, die Roth einsehen durfte, ist der Mord an 280 Kindern dokumentiert, die gerade das Schulalter erreicht hatten. Im Rahmen des anlaufenden Euthanasie-Programms „behandelte" man in der „Kinderfachabteilung" vorwiegend „schwer erziehbare" oder „sozial auffällige" Kinder mit dem Betäubungsmittel Luminal, bis sie an Lungenentzündung oder Kreislaufversagen zugrunde gingen.

Auf Geheiß von Weizsäcker wurden Gehirne und Rückenmark noch vor der Sezierung der Kinderleichen fixiert und an das Weizsäcker-Institut für Neurologie nach Breslau geschickt. Durchschläge von Krankengeschichten und neurologisch-psychiatrischen Gutachten gingen sämtlich über Weizsäckers Schreibtisch. „Über die wahren Todesursachen" schreibt Roth in der Zeitschrift 1999, „konnte Weizsäcker keinen Zweifel haben". Zwielichtig erscheint vor diesem Hintergrund der Kommentar des Psychosomatik-Begrüders zu den Nürnberger Ärzte-Prozessen (in seinem 1947 erschienen Aufsatz „Euthanasie" und „Menschenrechte"): „Ich bin also ganz und gar nicht der Ansicht, daß es richtig ist, nur zu sagen, diese Ärzte hätten ihre Grenzen überschritten. Man muß sagen, sie haben sie falsch überschritten." Viktor von Weizsäcker starb 1957 in Heidelberg, wo man ihm einen Lehrstuhl für „Allgemeine Klinische Medizin" eingerichtet hatte, „in Gram und Verstörung", wie sein Freund Dolf Sternberger zu seinem hundertsten Geburtstag in der FAZ vermerkte.

Zuerst war ich durch diese Ausführungen so ernüchtert, daß ich meine Einführung zur Viktor-von-Weizsäcker-Ausstellung aus dem Symposionsband streichen oder aber umschreiben wollte. Es ist aber wohl eindrucksvoller, beide Seiten von Weizsäckers in der hier gewählten Form aufzuzeigen.

Sich ein ungefähres Bild über die tatsächlichen Ereignisse zu machen, dürfte sehr schwierig sein. Mit Sicherheit aber dürfte das Bild Viktor von Weizsäckers einige Schatten erhalten haben, wenn auch die wissenschaftliche Bedeutung seiner frühen Arbeiten unbestritten bleibt.

Literatur

Henkelmann T (1986) Victor von Weizsäcker. Springer, Berlin Heidelberg New York Tokyo

Weizsäcker V von (1987) Natur und Geist. In: Gesammelte Schriften, Bd 1. Suhrkamp, Frankfurt am Main

Weizsäcker V von (1988) Der Arzt und der Kranke. Medizinische Anthropologie. In: Gesammelte Schriften, Bd 5. Suhrkamp, Frankfurt am Main

Weizsäcker V von (1988) Der Gestaltkreis. Thieme, Stuttgart

Podiumsdiskussion

Teilnehmer: M. Halhuber, K.-D. Hüllemann, M. Kastner,
E. Pöppel, A. Schlosser, Auditorium
Moderation: W. Flemmer

Flemmer:
... Vom Ablauf her wird es so sein, daß sich die Teilnehmer hier oben kurz vorstellen, da sie nicht auf der Referentenliste stehen, dann wird Herr Halhuber kurz ein paar Stichworte zu den Referaten des heutigen Vormittags äußern, und dann wollen wir in eine etwas strukturierte thematische Diskussion eintreten. Ich beginne mit der rechten Seite, Herr Halhuber, Sie müssen sich auch vorstellen, da Sie mit auf dem Podium sind.

Halhuber:
Jahrgang 1916, in Innsbruck geboren, aber durch seinen Münchner Vater auch Bayern zugehörig. Ich war fast 20 Jahre lang Assistent und Oberarzt in der Medizinischen Universitätsklinik in Innsbruck, von 1967 bis 1981 ärztlicher Direktor der Klinik Höhenried und hatte dabei die Ehre und Freude, daß auch Herr Hüllemann einer meiner Mitarbeiter war. Ich bin wirklich glücklich, am heutigen Vormittag hier erlebt zu haben, wie viele der Vorstellungen, die ich von einer umfassenden Rehabilitation der Herzkranken habe, allein schon durch das Programm dieses Vormittags und auch Nachmittags demonstriert werden. Es tut einem Senior wohl, wenn er das Gefühl haben kann, daß nicht alles von seinen beruflichen Bemühungen verloren gegangen ist.

Kastner:
Mein Name ist Michael Kastner, ich bin Diplom-Psychologe und Arzt und habe seit knapp 5 Jahren eine Professur für Arbeits- und Organisationspsychologie an der Universität BW München. Dort beschäftige ich mich mit Fragen aus dem Dreieck Wirtschaft, Medizin und Psychologie. Zusätzlich leite ich ein Institut für Arbeitspsychologie und Arbeitsmedizin (IAPAM) in Wessobrunn, in dem diese Fragen bearbeitet werden.

Schlosser:
Mein Name ist Dr. Schlosser, geb. 1921 in diesem Landkreis nach Kriegs-/Lazarettdienst und Krankenhaustätigkeit niedergelassener Internist, berufspolitisch: Ärztlicher Kreisverband Rosenheim sowie verschiedene Gremien der Ärztekammern und KVB.

Pöppel:
Ernst Pöppel, Professor für medizinische Psychologie an der Maximilians-Universität München, ich beschäftige mich vorwiegend mit neurobiologischen und neuropsychologischen Fragen, insbesondere im Hinblick auf Rehabilitation.

Halhuber:
Zuerst darf ich auf eine Untersuchung hinweisen, die mir zu den Themen des heutigen Tages hervorragend zu passen scheint. Es handelt sich um eine Studie, die nicht aus unserem soziokulturellen Raum kommt, sondern aus den Vereinigten Staaten. Ich lege Wert darauf, zu betonen, daß es sich bei dieser Publikation von Ruberman, Weinblatt u. a. um eine Veröffentlichung in einer der wichtigsten angelsächsischen Fachzeitschriften handelt, nämlich dem *New England Journal of Medicine* (W. Ruberman, E. Weinblatt, J. D. Goldberg, B. S. Chaudhary (1984): Psychosocial influences on mortality after Myocardial Infarction. N Engl Med 311:552–559). Es handelt sich also nicht um irgendeine Außenseiterpublikation.

Williams Ruberman u. a. haben mit 2320 männlichen Überlebenden eines akuten Myokardinfarkts zweieinhalb Monate nach dem akuten Ereignis psychosoziale Interviews durchgeführt (s.

Abb. 1). Die Patienten waren Teilnehmer des „Beta-blocker heart attack trial". Über eine Dreijahresperiode ist die allgemeine Absterberate am höchsten für die Überlebenden eines Herzinfarkts, die weniger als zehn Jahre Schulbildung hatten, am niedrigsten für diejenigen mit mehr als 12 Jahren. Ein relativ hohes Niveau sowohl für „Lebensstreß" und „soziale Isolation" war verbunden mit einem etwa doppelten Risiko gegenüber denjenigen Patienten mit einem niedrigen Niveau von Stress oder von sozialer Isolation. Wenn Lebensstreß und soziale Isolation kombiniert wa-

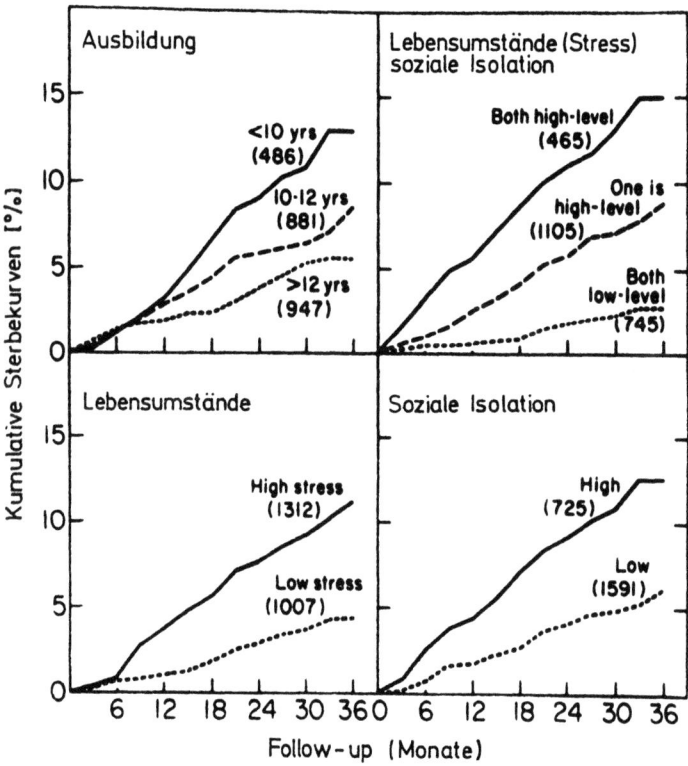

Abb. 1. Kumulative Sterbekurven von männlichen Patienten nach überstandenem Herzinfarkt in Abhängigkeit von Ausbildung, Streßfaktoren (äußere Lebensumstände) und sozialer Kolation

ren, dann wurde ein *viereinhalbmal so großes Mortalitätsrisiko* festgestellt.

Eine ausgeprägte soziale Isolation wurde dann angenommen, wenn 2 oder 3 der folgenden Aussagen als richtig bejaht wurden.

- Der Patient sprach weder im Krankenhaus noch bald nachher mit dem medizinischen Personal über irgendwelche Notwendigkeiten, etwas in seinem Leben zu ändern.
- Zur Zeit des Infarktgeschehens hatte der Patient weder einem Club oder Verein, noch einer Kirche oder Synagoge angehört.
- Zur Zeit des Infarktgeschehens hat der Patient kaum je Freunde oder Verwandte zu Hause besucht.

Sind diese 3 Aussagen wirklich nur Indikatoren sozialer Isolation und fehlenden sozialen Rückhalts? Mir scheinen hier andere Faktoren mindestens gleichwertig wirksam zu sein, nämlich als Bewältigungsstrategie chronisch sozialer Risikosituationen, die Verleugnung bei der ersten Aussage und Typ-A-Verhaltensmuster bei der ersten bis dritten Aussage. Dieser Einwand und Hinweis auf die Interaktion verschiedener psychosozialer Faktoren mindert aber nicht die Bedeutung der Befunde dieser Arbeit für eine umfassende Therapie und Sekundärprävention bei Infarktkranken. Bemerkenswert erscheint mir, daß von derselben Forschergruppe schon in einer anderen Studie ein erhöhtes Risiko für plötzlichen Herztod bei jenen Männern vermutet werden mußte, die am meisten Kommunikationsschwierigkeiten hatten.

Als nächstes möchte ich auf eine Aussage des amerikanischen Kardiologen Eliot zu sprechen kommen, der aus eigener existentieller Not als Infarktpatient und Erfahrung die Gesundheitserziehung und Psychotherapie sehr konsequent in eine umfassende Nachsorge integriert hat. Er hat folgende 5 Ziele jeder kardiologischen Rehabilitation aufgezählt (Beachten Sie daher die Reihenfolge der Aufgaben und Ziele, auch für die Angehörigen):

1) Annahme der Krankheit;
2) jenes Wissen von der Krankheit, das dem Patienten erlaubt, bessere Entscheidungen für seine Zukunft zu treffen;

3) emotionale Unterstützung;
4) Therapietreue und dauerhafte Verhaltensdisziplin;
5) Erreichen des bestmöglichen Niveaus aller Funktionen.

Zu 1: Annahme der Krankheit ("acceptance of the disease")
In jeder Phase, besonders aber wenn der Patient unter alltagsnahen Bedingungen zu leben lernen muß, ist dieses Ziel für alle Beteiligten primär. Eine befriedigende Lebensqualität setzt die Annahme der Krankheit, den Friedensschluß mit dem Schicksal voraus. In Gruppengesprächen mit anderen Patienten und dem Lebenspartner kommt der Patient diesem Ziel leichter näher, als in der Einzelberatung. Aber machen wir Ärzte uns nicht allzulange Illusionen darüber, ob dieses Ziel bei einem Patienten erreicht ist? Ich glaube, daß der Patient viel seltener wirklich einen Friedensschluß mit seinem Schicksal macht als wir das als Kliniker, vor allem im Akutkrankenhaus und auch als Hausärzte vermuten.

Zu 2: Jenes Wissen von der Krankheit, das dem Patienten erlaubt, bessere Entscheidungen für seine Zukunft zu treffen ("knowledge of the disease, thereby permitting the patient to make better decisions for his future")
Ausreichende Information ist Voraussetzung und Teil der Motivation für einen neuen adäquaten Lebensstil. Die klare Abgrenzung einer individuellen Informationsvermittlung, die eine ebenso individuelle Zukunftsgestaltung nicht aus den Augen verliert, von einem vagen Halbwissen des Laien über Morphologie und Physiologie des Infarktgeschehens scheint uns besonders wichtig. Es geht nicht darum, aus dem Infarktkranken einen Schmalspurmediziner zu machen. Sowohl das Buch *Sprechstunde Herzinfarkt* (Halhuber u. Halhuber 1987) wie der für Patienten gemachte Film *Die koronare Herzkrankheit* sind unter der Zielvorstellung entstanden, den Patienten zum Spezialisten in der eigenen Krankheit zu erziehen und ihn gleichzeitig zu entängstigen. Besonders in der Frührehabilitation, aber auch in den ambulanten Koronargruppen können solche Bücher und Filme Stichworte für das Gruppengespräch liefern. Aber auch die Lektüre der auf dem Büchermarkt immer häufiger anzutreffenden Selbst-

erfahrungsberichte von Betroffenen können unserer Erfahrung eine gute Hilfe zur Information, Motivation und Identifikation sein. Auch die mehr als 100 „Arzt-Patienten-Seminare" der deutschen Herzstiftung beweisen das Bedürfnis nach solcher Information.

Zu 3: Emotionale Unterstützung ("emotional support")
Auch dieses Ziel wird unseres Erachtens in jeder Phase der Rehabilitation besonders zu beachten sein, vor allem seit wir Gründe haben, anzunehmen, daß soziale Unterstützung als Schutzfaktor in der Entwicklung der koronaren Herzkrankheit zu vermuten ist. Ein Gefühl der Geborgenheit kann unter optimalen Bedingungen auf der Intensivstation beginnen und wird in den ambulanten Koronargruppen nicht aufhören. Dieses Ziel der seelischen Unterstützung wird in einer möglichst geschlossenen Gesprächsgruppe leichter und eher erreicht, als in der Einzelberatung. An der Klinik Höhenried wurden und werden deshalb seit Jahren Infarktpatienten für die Anschlußheilbehandlung unmittelbar nach der Entlassung aus dem Akutkrankenhaus in geschlossenen Gruppen zu 20 einberufen, damit in diesen Stationsgruppen, die 1-2 mal pro Woche zusammenkommen, Vertrautheit und Geborgenheit entstehen kann.

Zu 4: Therapietreue und dauerhafte Verhaltensdisziplin ("sustained adherence")
Diese Umschreibung meint die neudeutsche Bezeichnung „compliance", die wir noch lieber als „tragfähiges Bündnis zwischen Arzt und Patient" kennzeichnen, weil es sich wirklich um eine Interaktion zwischen beiden handelt (es gibt ja auch eine noncompliance des Arztes). Schon in dieser Begriffsbildung sollen falsche Ansätze der Gesundheitserziehung, nämlich einseitige Manipulationen und primitive Gebots- und Verbotssituationen immer wieder bewußt gemacht werden. Vor allem in der Aufbauphase während der stationären und ambulanten Frührehabilitation wird die Basis für eine Jahrzehnte notwendige Einnahmedisziplin und Gewohnheit gelegt, die ja nicht nur die Medikamente (z. B. Nitrokörper und Beta-Blocker), sondern auch die Eß- und Trinkgewohnheiten betrifft.

Zu 5: Erreichen des bestmöglichen Niveaus aller Funktionen ("reaching the optimal functional level")
Es erscheint beachtenswert, daß Eliot dieses Ziel erst zuletzt nennt, augenscheinlich deshalb, weil seine Realisierung die Erfüllung der vorgenannten 4 Ziele und Aufgaben voraussetzt.

Auch die bestmögliche Belastbarkeit und Leistungsfähigkeit im Rahmen eines Ausdauertrainings und umfassenden Rehabilitationsprogramms wird erst dann erreicht, wenn vom Patienten die Realität einer Dauerbehinderung akzeptiert wurde, wenn er sowohl seine Grenzen wie seine Möglichkeiten durch entsprechende Information und Motivation erkennt und versteht, und wenn er in der Partnerschaft und im Gruppenerlebnis wirklich Geborgenheit findet und diszipliniert neue „gesundheitsfördernde" Verhaltensmuster einübt.

Ich habe versprochen, daß ich auch zu dem, was ich heute Vormittag gehört habe, aus meiner Sicht Stellung nehmen will. Und damit möchte ich natürlich auch Stichworte geben, die die Diskussion ein bißchen provozieren. Ich habe besonders eigene Erfahrungen mit der Deutschen Herz-Kreislauf-Präventionsstudie. Einerseits habe ich erlebt, daß bei einem internistischen Fortbildungskongreß der damalige Präsident der Internisten erklärt hat, daß diese Studie der reine Unsinn sei und völlig überflüssig, denn das alles würden wir Ärzte ja sowieso wissen. Diese Aussagen haben mich so verwundert und so beunruhigt, daß ich mich dann für die DHP besonders engagieren wollte. Und so wurde ich zu einem sog. „Interventorensymposion" eingeladen, das zur Ausbildung dieser Interventoren dienen sollte. Leider habe ich dabei den Eindruck gewonnen, daß unter diesen künftigen Interventoren viele Leute waren, die sich nur einen Job gesucht haben und keineswegs engagiert waren, gesundheitserzieherisch zu wirken. Als ich bei jenem Symposion angekommen war, fiel mir schon auf, wie sehr der Saal verraucht war und daß einige, als sie mich erkannten, den Saal verließen um draußen weiterzurauchen. Vor meinem Referat war gerade diskutiert worden, worauf es denn bei einer solchen Interventoren-Tätigkeit ankomme, und da war nur ganz klein am Schluß in Klammer auf der Liste die „Glaubwürdigkeit" angeführt. Vorbildlichkeit war nicht einmal genannt. Und da stellt sich doch wahrhaftig die Frage, ob es für einen Interventor in einem solchen Präventionsprogramm unwichtig ist, ob er Raucher oder Nichtraucher ist. Nachdem ich den Tag bei diesen Symposion miterlebt hatte, habe ich verstanden, warum Ärzte Hemmungen haben, an einem solchen Programm mitzuwirken. Und es ist mir deshalb sehr interessant, daß solche Entwicklungen in der Zwischenzeit weitgehend überwunden erscheinen. In einer solchen Interventions-Präventions-Studie sollen sicher Ärzte und Nicht-Ärzte gleich beteiligt sein. Ich bin sicher nicht der Meinung, daß dies nur eine Sache der Ärzte wäre, aber Ärzte dürfen auch nicht an die Wand gedrückt werden. Zu Herrn Theisen habe ich nur zum Begriff Lebenserwartung etwas zu ergänzen. Lebenserwartung ist aus der Sicht des Patienten nicht nur Lebensverlängerung, sondern eben auch qualitative Lebensverbesserung. Ich glaube sogar, daß die meisten Patienten unter Lebenserwartung überwiegend dies sehen. Alles was Klaus Hüllemann gesagt hat, kann ich nur unterschreiben, vor allem: Wir brauchen eine neue Ausbildung, und über die müssen wir uns viel mehr Gedanken machen, wenn wir an den Arzt im Jahr 2000 denken. Für den 20. Geburtstag der Klinik Höhenried bin ich aufgefordert worden, über die Entwicklung der kardiologischen Rehabilitation etwas zu schreiben und zu sagen. Dabei habe ich mir am Schluß auch herausgenommen, das *Idealbild des Kardiologen* zu zeichnen, der überwiegend mit chronisch Herzkranken zu tun hat. Das ist heute nicht nur der Rehabilitationskliniker, sondern auch der niedergelassene Kardiologe. Ich habe formuliert: „Ein der soziopsychosomatischen Betrachtungsweise aufgeschlossener, sportmedizinisch versierter, selbst spielerisch sportlich aktiver, glaubwürdiger Intensivkardiologe mit Herz". Mit dieser Formulierung ist freilich auch schon ausgedrückt, daß es diesen Arzt in der Realität kaum geben kann, und das möchte ich zum Trost all denjenigen sagen, die sich einbilden, sie *müßten* dieses Ziel erreichen und deshalb resignieren. Erreichen können wir aber, daß auch derjenige, der mehr Begabung und Lust hat als Koronarangiograph invasiv tätig zu sein, dafür Verständnis habe, daß es an der gleichen Klinik auch Psychologen, ja sogar Soziologen geben muß. Damit wäre schon viel erreicht.

Zum Gesundheitsbegriff von Herrn Hartmann, mit dem ich da völlig übereinstimme, darf ich eine Ergänzung vortragen, die ich dem Erziehungswissenschaftler Prof. Gerhard Schäfer in Hamburg verdanke. Er hat den Inhalt des Gesundheitsbegriffs in der ganzen Welt untersucht und festgestellt, daß in der dritten Welt der Begriff Gesundheit ganz positiv mit Lebenskraft gleichgesetzt wird, während in der industrialisierten Welt Gesundheit definiert wird als nicht krank sein, also vom Negativen her. Könnte da nicht eine Begründung für manche Probleme zu suchen sein, die wir für die Gestaltung der jetzt begonnenen Reform des Gesundheits- und Krankheitswesens zu erwarten haben. Mir ist besonders aufgefallen, daß es eine „gesunde Art, krank zu sein" gibt und eine „kranke Art, gesund zu sein". Ich fühle mich zu dieser Aussage legitimiert, weil ich selbst vor 7 Jahren einen Herzinfarkt hatte und mich derzeit als bedingt gesund betrachte. Ich gehe mit Infarktpatienten auf den Gletschern skifahren, und ich bilde mir ein, ich bin heute bewußter lebend, dankbarer, ja vielleicht in manchem sogar „gesünder lebend" als vielleicht vor 10 Jahren. Dies durch einen individuellen Lebensstil bei unseren Patienten zu erreichen, ist eine wichtige und sehr befriedigende Aufgabe einer wirklich *umfassenden* Rehabilitation."

Flemmer:
Vielen Dank Herr Halhuber, ich möchte vorschlagen, daß wir uns etwa 6 Kapiteln nach dem Gehörten widmen, die Frage nach der Spezialisierung nochmal stellen, die Fragen nach den Variablen von außen, die Frage, kann der Arzt auch Seelenarzt sein. Wir sollten noch einmal darauf zurückkommen, das Verhältnis Kranksein und Krankheit zu klären und die Problematik des Begriffs Ganzheitsmedizin ansprechen und am Schluß die Frage stellen, wohin soll denn die Medizin steuern. Zunächst zu der Spezialisierung. Man könnte sich fragen, gibt es denn überhaupt etwas anderes als die Spezialisierung, man mag sich das Breitere ja wünschen, die Tatsachen entsprechen dem nicht. Ein ganz simples Beispiel, wenn ich nur dran denke, vor 20 Jahren bin ich in einen Münchner Vorort gezogen, da gibt es drei Allgemeinmediziner, dort gibt es an dem gleichen Ort 15 Fachärzte, die z.T. in

Gemeinschaftspraxen tätig sind, es gibt viel Apparatemedizin, die Allgemeinmediziner verlieren Patienten, die Spezialisten sind überlaufen, von ratsuchenden oder an sie überwiesenen Patienten. Der technische Fortschritt läuft, jeder der in die Kliniken, in die Universitäten hineinsieht, weiß das und die Geräteparks werden auch künftig erneuert werden, erneuert werden müssen, gibt es also überhaupt einen Weg weg von der Spezialisierung?"

Schlosser:
Ja, meine Damen und Herren, hier ist die Situation so, daß es im Jahre 1924 etwa 14 Facharztdisziplinen gegeben hat und der gerade beendete Deutsche Ärztetag in Mannheim hat gezeigt, daß wir mittlerweile 30 Gebiete brauchen (früher Fach ist jetzt Gebiet). Dazu ungefähr noch 16 Bereiche. Und so beredt heute über die Kardiologie und die Notwendigkeit der Einbindung von psychosomatischen Überlegungen in kardiologischen Problemen gesprochen worden ist, so sehr ist es für den berufspolitisch Tätigen doch eine Frage, sind nicht alle Gebiete gleich wichtig? Ist der Chirurg u. der Orthopäde, der Urologe, der Frauenarzt, der Nervenarzt nicht auch ein wichtiger Bestandteil der ärztlichen Versorgung, steuert die Medizin nur mit der Kardiologie oder nur mit der Psychosomatik an ein fernes, wie Herr Theisen heute gesagt hat, doch nicht immer erreichbares Ziel, ist es nicht so, wie Herr Hildebrandt dankenswerterweise gesagt hat, daß die Spezialisierung in der Medizin unendlich fortschreitet, ich würde so weit gehen, zu formulieren, von immer weniger immer mehr zu wissen, bis man zum Schluß vom Nichts alles weiß. Das ist so ungefähr der Weg, den wir im Augenblick in der Medizin gehen und wenn ich dran denke, daß wir Anträge hatten, den Begriff Tauchmedizin einzuführen oder den Begriff Gesundheitsberatung einzuführen oder den Begriff Standeskunde und Berufsrecht einzuführen, dann sehen Sie wohin es geht, mittlerweile haben wir die Flugmedizin schon integriert, die Sozialmedizin dankenswerterweise, den Begriff des öffentlichen Gesundheitswesens auf höheren Druck. Es ist heute ein Anliegen in der Medizin, vielleicht wieder zu reintegrieren, statt die Desintegration weiter fortzutreiben. Und vielleicht ist die Psychosomatik, die ja wohl nicht auf die innere Medizin allein zu beschränken ist, ein

derartiger Ansatz, um wieder das Gesamte des Menschen zu sehen. Die Apparate-Medizin ist angesprochen worden, dazu kann ich Ihnen eine Zahl sagen, die Sie wahrscheinlich überraschen wird. Die modernen computertomographischen Untersuchungen (CT) kosten in Oberbayern bereits über 2% des gesamten ärztlichen Honorares, das wir an 3000 Ärzte in Oberbayern bezahlen. Das sind also aus etwa 700 Mio., über 19 Mio. allein für eine einzige diagnostische Methode. Die ist natürlich verführerisch, das ist ganz klar und trotzdem gibt es heute Leute, die sagen, ja die CT ist ja auch schon wieder überholt, ein großer Teil derjenigen Untersuchungen, die man mit CT gemacht hat, können heute schon mit einem NMR gemacht werden, da muß ich Sie dann wieder darauf hinweisen, daß die genau das doppelte von dem kosten, was die CT-Untersuchung kostet. Und jetzt komme ich zu einem zentralen Punkt, wohin steuert die Medizin? Die Medizin muß dorthin steuern, daß sie finanzierbar bleibt und zwar unter systemimmanenten Verhältnissen, meine Damen und Herren, die wir heute haben. Ein sehr guter Ansatzpunkt dafür ist, daß die neue ärztliche Gebührenordnung, die aus der Beratung und aus der eigehenden Untersuchung mittlerweile 10 Positionen gemacht hat, ja insofern ein starkes Gewicht bekommt, als in der Zukunft etwa 51% des gesamten Honorars, ich rede jetzt nur vom kassenärztlichen Sektor, ausmachen werden, den wir dafür bezahlen können. Das heißt, es ist das Geld, das wir von den Kassen dafür bekommen. Die Medizin, wohin sie geht, muß sich auch fragen lassen, wie weit die Versicherten hier mitkommen. In der Bundesrepublik sind ungefähr 93% der Population krankenversichert. Die zwei politischen Prämissen, um die es uns geht, sind folgende: Einnahmenorientierende Ausgabenpolitik, Beitragssatzstabilität. Die Kosten der Rentenkrankenversicherung, die früher einmal zu nur 20% von den aktiv Versicherten getragen wurden, werden heute von den aktiv Versicherten zu 55% getragen. Umgerechnet auf greifbare Zahlen: Die Krankenkassenbeiträge für den einzelnen abhängigen Arbeiter und Angestellten könnten heute um 3% gesenkt werden, wenn die rentenversicherten Patienten wieder zu 80% aus der Rentnerkrankenversicherung bezahlt werden könnten. Ich habe jetzt wirtschaftliche Gesichtspunkte hineingebracht, das hat Herr Prof. Hüllemann heute auch getan, weil er ja bereits die Versicherungsordnung angesprochen hat. Und hier noch einmal der Krankheitsbegriff, der mir in dem ausgezeichneten Vortrag von Herrn Prof. Hartmann so gut gefallen hat, aber in der RVO steht halt drin, „behandlungsbedürftig nach den Grundsätzen der RVO, d. h. der Krankenversicherung ist der Patient, der regelwidrige körperliche und geistige Zustände aufweist". Und jetzt sind dann hier die Vertreter der Wissenschaft dran, um zu sagen, was ist der regelwidrige Zustand, wo beginnt er, wo hört er auf, wieviel ist da organisches drin, wieviel ist psychisches drin. Damit darf ich es bewenden lassen als Replik auf die angeschnittenen Fragen: Spezialisierung und Kosten.

Flemmer:
Ich möchte Sie alle am Tisch herum bitten, sich möglichst kurz zu fassen, weil ja der Wunsch ist, daß Sie alle sich beteiligen, d. h. Sie können sich auch jetzt mittendrin zu Wort melden zum entsprechenden Themenkreis, Herr Kastner hat sich schon gemeldet.

Kastner:
Ja, Sie sprechen eine Einzelfrage an und ich glaube, wir müssen von diesen Einzelfragen weg. Alle Fragen die heute angesprochen wurden, sollte man in einem System sehen. Wir haben ein System, das aus Patienten, Ärzten und der Interaktion zwischen diesen beiden Gruppen besteht. Es besteht weiter aus Technik, Wirtschaft und Gesellschaft. Und all das, was wir heute gehört haben, hörte sich für mich im wesentlichen an nach – Sie haben den Begriff gebraucht – „Kirchenecke" oder „Andachtsecke". Es wurde also viel Vernünftiges gesagt, man kann fast jeden Satz unterstreichen. Aber sollten wir nicht einmal diese Realität im System betrachten? Herr Hüllemann hat etliche Realitäten genannt. Sie haben gehört, was passiert, wenn man epidemiologisch untersucht, welche Krankenhäuser welche Krankheiten produzieren. Das Interessante für mich ist jetzt aus psychologischer Sicht, daß merkwürdiger- oder psychologisch sinnvollerweise immer die Satten zur Mäßigung raten, d. h. wer einen Lehr-

stuhl innehat, hat natürlich immer gut reden, die jungen Kollegen sollten dies oder jenes tun.
Ich glaube, man muß einmal schauen, was wirklich passiert. Ich will Ihnen ein paar Beispiele nennen: In der Realität – wie ich selbst erfahren habe – stürzen Chirurgen, die gerade noch ein Karzinom herausoperiert haben, aus dem OP und stecken sich eine Zigarette nach der anderen mit noch blutigen Fingern an. In der Realität haben wir eine Gesellschaft, die permanent zum Konsum treibt und von Reparaturmöglichkeiten spricht. Wenn ich zuviel getrunken habe, kann ich ja ein Alka-Seltzer nehmen, wenn ich aufgeregt bin, irgendein Beruhigungsmittel. Ein ganzes Milieu, in den wir „schwimmen", zwingt uns fast schon zu bestimmten Verhaltensweisen, die natürlich, gemessen an Indealkriterien, ungesund sind. In dem Krankenhaus, in dem ich gearbeitet habe, erstellten wir einmal eine Statistik bezüglich der Blinddärme, die umsonst herausoperiert wurden. Das waren bei uns nur 60%, damit waren wir ganz gut, denn – ich sage das einmal etwas provokativ – man will ja seine Facharztausbildung bestehen, und muß, um dieses zu erreichen, eine gewisse Anzahl bestimmter Operationen durchgeführt haben. Dies bedeutet, daß man in seinem subjektiven Wahrnehmungssystem wahrscheinlich sehr viel schneller geneigt ist, eine kritische Frage im Sinne der eigenen Hypothesen zu beantworten. Medizinstudenten büffeln am laufenden Band Einzelfakten. Das zweite Staatsexamen besteht aus 24 Fächer an 4 Tagen. Da bleibt natürlich keine Zeit mehr, im einzelnen nach Integrationsmöglichkeiten zu suchen, irgendwelche Dinge zu hinterfragen, geschweige denn Wirtschaftstheorie zu betreiben. Neue Geräte schaffen neue Krankheiten. Der Mitralklappenprolaps in letzter Zeit, man sieht es an den Veröffentlichungen, gedeiht. Dies wurde eigentlich nur möglich durch das Herzecho. Dies bedeutet, daß, wenn Sie nur entsprechend neue Geräte einsetzen – deshalb die Interaktion mit der Technik –, Sie logischerweise alle möglichen Normabweichungen finden. Nur sind diese Normabweichungen auch ein Zeichen unserer Individualität überhaupt. Ich habe das ganz gut verfolgen können anhand des Ultraschalls. Nachdem das Ultraschallgerät eingeführt worden war, passierte folgendes, und das ist der nächste Punkt: Was glauben Sie, nach welchen Kriterien eine

Praxis eingerichtet wird? Man überlegt sich als erstes: Lohnt sich ein Ultraschallgerät?. Das kann man so und so abrechnen. Lohnt sich ein PC? Mit diesem PC kann ich nämlich immer genau abchecken, wo ich in der Krankenkassenbilanz gerade liege. D. h. de facto, macht es einen Unterschied, ob der Patient den Arzt am Anfang oder am Ende eines Quartals aufsucht? Je nachdem, wo der Arzt mit seinen einzelnen Behandlungen liegt, wird er eben das eine machen oder das andere nicht machen. Und wenn man dann dem Kollegen sagt: „Hor mal, vor ein paar Semestern hast du noch ganz anders geredet, viel mehr in Richtung des Kollegen Hartmann, ideal, und was man alles machen soll ...", dann sagt er, er müsse eben auch kommerziell denken. Das ist auch eine Frage des Systems. Kann man nun dieses System ändern? Ich meine, wir fangen im Grunde schon an. Es ist überhaupt schon dankenswerterweise zu so einem Symposion gekommen. Das liegt aber m.E. daran, daß Herr Prof. Hüllemann - Kompliment - eine Ader für das Ganze hat. Dies ist nicht selbstverständlich. Es gibt ja leider Gottes etliche mechanistisch denkende Kollegen, die so etwas für unsinnig halten. Man sollte sich auch überlegen, daß die Auswahl der Zuhörer nicht zufällig ist. Hier sitzen nur Leute, die an dieser Thematik interessiert sind. Was wir miteinander bereden, erzielt wahrscheinlich sowieso eine gewisse Einigkeit. Erreichen müßten wir eigentlich die Leute, die heute nicht gekommen sind. Dieses System kann man, glaube ich, nur ändern, wenn man das Verhalten des Arztes ändert, das Verhalten der Patienten ändert, das Verhalten der Wirtschaft ändert. Ich darf nur an bestimmte Beispiele erinnern: Wir wissen, der Pharmavertreter kommt und sagt: „Wir haben hier das neue Medikament X. Haben Sie nicht ein paar Patienten?" Dann füllt man einen Bogen ohne Namensnennung des Patienten aus und erhält DM 100,— pro Bogen. Ein guter Nebenverdienst. Und zum Schluß ist es dann an tausenden Patienten erprobt worden.

Pöppel:
Es ging um Spezialisierung. Ich bin nicht der Auffassung, daß die Spezialisierung in der Medizin etwas Problematisches ist. Ganz im Gegenteil meine ich, daß im Sinne der Vertrauensbildung zwischen Arzt und Patient es notwendig ist, daß wir eine

Spezialisierung haben. Vertrauen habe ich zu dem Facharzt, der was von seiner Sache versteht, und ich bin für eine Medizin, die in dieser Weise spezialisiert ist. Hier wird beklagt, daß damit die sinnvolle Arzt-Patienten-Beziehung leiden könnte; ich sehe das nicht so. Ich glaube, es ist eine monokausale Betrachtung zu meinen, daß jemand, der ein Spezialist ist, nicht mehr in der Lage sein sollte, mit einem Patienten in einer menschlichen Weise zu verkehren.

Halhuber:
Lassen Sie mich nochmals das Gesamtthema aufgreifen: Wohin steuert die Medizin? Ein Aspekt ist sicher, daß es immer mehr Spezialisierung geben muß, weil die zunehmenden Erkenntnisse der Forschung auf allen Gebieten anders nicht mehr vom Einzelnen zu beherrschen sind. Es wird also unvermeidlich sein, daß es in Zukunft immer mehr Subspezialisten geben wird, aber gleichzeitig muß es auch den Spezialisten für Allgemeinmedizin, also den Generalisten, geben. Es war meines Erachtens richtig, daß man in der Bundesrepublik den Begriff Facharzt abgeschafft hat und damit eine für den Laien naheliegende Unterscheidung zwischen dem „besseren" Facharzt und dem nicht so guten Allgemeinarzt schon sprachlich vermieden hat. Die Logik und die Gerechtigkeit – auch die Honorargerechtigkeit – verlangen aber, daß dieser Generalist die gleichen Weiterbildungsvoraussetzungen hat wie der Subspezialist, sonst sind sie ja nicht gleichwertig.

Schlosser:
Herr Halhuber, darf ich Sie dazu fragen, wie lang Sie dann die Weiterbildungszeit dieses so skizzierten Allgemeinmediziners ansetzen würden? Wo der anzusiedeln ist? Wir haben ja immer heute schon die Schwierigkeit, daß man den Allgemeinmediziner mit einer Weiterbildungszeit von jetzt im Augenblick 4 Jahren überhaupt unterbringen kann, warum Herr Halhuber? Ausschließlich aus dem Grund, weil der Chef einer Klinik einen Kollegen nimmt, der lange bleibt, der sehr lange bleibt und wenn er dann lange bleibt, hat er sozusagen als Nebeneffekt den Facharzt, den früheren Facharzt, jetzigen Gebietsarzt, in der Tasche,

das ist die schreckliche Problematik, im Prinzip stimmte ich Ihnen zu, daß die Integrationsfigur genauso wie es der Kinderarzt heute noch ist – nicht wahr – auch der Allgemeinarzt sein könnte. Aber die Wissensmenge, die sie dem dann aufbürden, der müßte nach den Zeiten, die wir beispielsweise bei HNO-Ärzten oder Augenärzten haben – von 4 Jahren – der müßte dann mindestens das Doppelte haben.

Halhuber:
Natürlich kann ich verstehen, Herr Schlosser, daß Sie skeptisch sind bezüglich einer 4jährigen Weiterbildungszeit für den Arzt für Allgemeinmedizin, sofern der gleichviel verdient wie ein praktischer Arzt ohne solche Weiterbildung. Aber gerade wenn wir fürchten müssen, daß in Zukunft dieser praktische Arzt von der Mehrzahl der Medizinstudenten in Europa angestrebt wird, dann müssen wir doch Änderungen schon in der Ausbildung des Arztes überhaupt anstreben. Wir haben z. B. gegenwärtig in der Bundesrepublik kaum noch echte Polikliniken. Alle Polikliniken haben die Tendenz, sich in eine Spezialklinik zu verwandeln, weil das den Profilneurosen ihrer Chefs oft entspricht. Wenn z. B. ein hervorragender Kardiologe Chef einer Poliklinik wird und nur noch Koronarangiografie dort betrieben, weil er das am besten kann, dann ist das eine Deformation der Poliklinik, denn dort müßte ja der Arzt für Allgemeinmedizin und der praktische Arzt schon als Student gezielt ausgebildet werden für seine Aufgaben. Wo denn sonst? Doch nicht in den Spezialabteilungen! Übrigens sind auch die Rehabilitationskliniken für die Ausbildung und Weiterbildung zum Allgemeinmediziner nützlich. Ich kenne viele Kollegen, die bei mir an der Klinik in Höhenried gearbeitet haben und die mir sagten, daß sie das, was sie für ihre Praxis gebraucht haben, am meisten in der Rehabilitationsklinik gelernt haben. Sie sind dort eben mit dem *chronisch* Kranken zusammengekommen, mit dem sie am häufigsten in der Praxis zu tun haben. Wenn er dann noch zusätzlich in einer Lehrpraxis für Allgemeinmedizin lernen kann, dann wird er sicher vieles von dem schon im Studium mitbekommen, was er in seinem Berufsleben braucht. Nur kommt es darauf an, daß sowohl die Poliklinik als auch der Arzt für Allgemeinmedizin heute aufgewertet wird.

Schlosser:
Ja, jetzt müßten wir zuerst einmal die Ausdrücke sortieren: Ausbildung und Weiterbildung. Die Ausbildung hat früher geendet mit dem Staatsexamen, sie endet in der nächsten Zeit mit dem sog. AIP-Jahr, das zunächst 18 Monate beträgt und im nächsten Jahr 24 Monate betragen soll, d.h. also Studium, Examen, AIP-Zeit, Arzt im Praktikum. Und da ist jetzt schon wieder der Streit darüber entstanden, ob diese sog. AIP-Zeit später einer Gebietsweiterbildung oder der allgemeinärztlichen Weiterbildung zugerechnet werden kann. Wir haben immer dafür prädiert, Herr Halhuber, wenn es vernünftige und leistungsfähige und leistungsbereite Weiterbilder an den Krankenhäusern gibt, daß man dann diese Zeit, damit sie nicht verloren ist, beispielsweise im Rahmen einer allgemeinen ärztlichen Weiterbildung zu der AIP-Zeit hinzunehmen kann, dann könnten in etwa diese Ziele erreicht werden, die Sie wollen, und niemand anderer als die verfaßte Ärzteschaft will ja auch, daß hier ein Integrationsarzt wieder entsteht, der mindestens im Rahmen einer Verteilungsfunktion, das bewirken kann, daß ihm nichts durch die Lappen geht, was ihm nicht durch die Lappen gehen darf. Das ist ja wohl das, was man von ihm verlangt. Und daß er im Hinblick auf die Persönlichkeit seines Patienten etwas wissen soll oder auch etwas wissen muß, darf ich nochmal betonen, geht auch aus der neuen Fassung der Gebührenordnung eindeutig hervor, die der Zuwendungsmedizin, die der verbalen Medizin, der Interventionsmedizin eine ganz wesentliche Bedeutung beimißt. Ein Beispiel daraus: Bekanntmachung einer lebensverändernden Diagnose, das ist heute so hoch dotiert in der gesetzlichen Krankenversicherung, wie wir das noch nie hatten, also die Schritte in diese Richtung der Integration, werden mit Sicherheit gegangen.

Halhuber:
„Nun sage ich etwas sehr Provozierendes, Herr Schlosser, und hoffe, daß es nicht mißverstanden wird. Wir beide sind ja Internisten, ich bin aber der Meinung, daß die Internisten nach dem bisherigen Selbstverständnis als Spezialisten aussterben sollten. Dafür sollte ein besserer Arzt für Allgemeinmedizin entstehen, der natürlich zu 70% alles das beherrschen muß, was bisher der

Internist kennen sollte. Es ist eine wohl allgemeine Erfahrung, daß praktische Ärzte und Ärzte für Allgemeinmedizin mit den Subspezialisten einen relativ guten Kontakt finden und eine gute Zusammenarbeit entwickeln können, einfach aus dem Grund, weil eine solche Zusammenarbeit im Interesse von beiden und natürlich vor allem des Patienten liegt. Mancher Internist aber hat Schwierigkeiten, seinen Patienten zu einem Subspezialisten zu überweisen, weil er glaubt, sich damit etwas zu vergeben und möglicherweise den Patienten zu verlieren. Das ist eine Situation, die nicht im Interesse der Patienten ist. Aber ich glaube, daß sie nicht selten besteht. Was braucht denn nun der Arzt für Allgemeinmedizin oder Generalist, der als Hausarzt den Internisten ablösen wird? Ich kann hier nur Stichworte nennen: Er muß ausgebildet sein in der Notfallmedizin des Alltags, in einer „Entscheidungsbaumdiagnostik", die ihm erlaubt, seine Möglichkeiten und Grenzen zu erkennen (wenn jemand einen erhöhten Blutdruck hat, von wann ab muß er zu einem Subspezialisten überwiesen werden?), er braucht eine bessere Ausbildung in Psychosomatik, und er muß mit dem chronisch Kranken umgehen können, also Rehabilitation in verschiedenen Fächern und vor allem auch Geriatrie gelernt haben. Die Prävention wird sicher in Zukunft eine zunehmende Rolle spielen, und der Hausarzt wird auch in die kommunale und kurative Prävention stärker eingespannt werden. Das alles müßte schon für den Studenten in der medizinischen, chirurgischen usw. Poliklinikvorlesung und in der entsprechenden poliklinischen Institution, die intensiver mit den niedergelassenen Kollegen zusammenarbeiten müßte, angeboten werden. Und wenn wir in Zukunft wegen der EG-Situation nicht damit rechnen können, daß eine 4jährige Weiterbildung zum Arzt für Allgemeinmedizin durchzusetzen ist, dann müßten die Seminarkongresse der Bundesärztekammer gerade die hier als Stichwort genannten Bereiche intensiver darstellen und vermitteln.

Lassen Sie mich in diesem Zusammenhang auch noch einmal auf einen Vorschlag und Antrag, der vor vielen Jahren schon bei einem deutschen Ärztetag gestellt worden sein soll (ich weiß leider nicht mehr von wem) hinweisen: *Erstens,* für jeden Arzt, und das gilt ganz besonders für den Allgemeinmediziner, soll die Vorschrift bestehen, daß Diagnostik und Therapie programmiert wird, d. h. nach einer Checkliste eine Entscheidungsbaumdiagnostik betrieben wird. *Zweitens,* daß diese Diagnostik und Therapie auch in der Praxis computergerecht dokumentiert wird, und *drittens,* daß diese Dokumentation so sein muß, daß sie innerhalb der Ärzteschaft (also nicht durch den Staat!) überprüft werden kann. Diese 3 Vorschläge scheinen mir praktisch und standespolitisch außerordentlich wichtig, um ungünstige Entwicklungen zu vermeiden. Sie sollten wegen ihrer Aktualität gerade jetzt häufiger diskutiert werden."

Kastner:

„Ich möchte noch einmal den Blick auf die Realitäten lenken, Herr Halhuber. Was glauben Sie, warum der Ärztefunktionär dies abgeschmettert hat? Wir müssen einfach sehen, daß auch Ärzte Menschen sind, die eben ganz private, u. a. egoistische Interessen haben. Das könnte man vielleicht kumulieren zu dem Spruch: Die Abrechnung bestimmt zu einem, möglicherweise zum großen Teil die Diagnostik und die Behandlung. Ich halte es für eine Fiktion, zu glauben, daß rein sachlogische Gesichtspunkte immer die Diagnose und Behandlung bestimmen. Herr Hüllemann hat in seinem Vortrag schon einige Fälle gebracht. Ich will Ihnen ein Beispiel geben im Kontext der Volkswirtschaft. Ich habe mich ziemlich viel mit Sicherheitsforschung beschäftigt und dabei gefragt, warum wird eigentlich so wenig investiert in die Verkehrssicherheitsforschung, die Arbeitssicherheitsforschung usw.? Es sind nur wenige daran interessiert. Warum wird z. B. das Rauchen nicht von der Gesellschaft viel stärker negativ sanktioniert? Soll ich Ihnen mal sagen, wie das aus der Sicht des kalt berechnenden Volkswirtes aussieht? Rauchen ist gut für die Volkswirtschaft. Denn wer raucht, lebt normalerweise etwa bis zur Pensionsgrenze, bekommt dann seinen Lungenkrebs. Es handelt sich dabei um eine relativ kurze Krankheit, die meistens keine allzu großen Kosten verursacht. Somit hat man die Pension oder Rente gespart. Dies ist ein etwas drastisches Beispiel, nur diese Rechnung hat u. a. dazu geführt, daß man nicht den Raucherbeitrag bei den Krankenkassen einführt. Es war ja die Idee, daß man sagte, wer raucht, kostet mehr. In Wirklichkeit kostet es weniger.

Zweitens, von den vielen Verletzten im Straßenverkehr leben ja Menschen. Drittens macht es – wir haben empirische Untersuchungen dazu gemacht – in der Repräsentation der Leute einen Riesenunterschied, ob z. B. eine einsame Oma umgefahren wird, ein Familienvater oder der Bankdirektor. Solche Überlegungen erscheinen uns drastisch. Aus wirtschaftlicher Sicht sehen sie – ohne ethische Implikationen – aber so aus. Darüber müssen wir uns im klaren sein, daß das Verhalten von Ärzten oft unter ökonomischen Gesichtspunkten gesehen wird. Sehen Sie sich einmal die Statistiken an, wie dieselbe Krankheit einmal in der Universitätsklinik und einmal in der Praxis behandelt wird. Betrachten Sie mal den Assistenzarzt, der nichts für die Behandlung bekommt, wohl aber sein Chef im Falle der Privatbehandlung. Oder betrachten Sie die Behandlung in der Praxis. Im Zweiminutentakt rein und raus (HNO beispielsweise). Und gehen Sie mal zum Vergleich in eine Universitätsklinik, wo jemand eben keine eigenen kommerziellen Interessen daran hat, und schauen Sie, wie lange der braucht. Sie werden sich wundern, das ist im Promillebereich auf dem Signifikanzniveau hoch signifikant. Und solange man dieses System nicht realistisch sieht, wie der Mensch, wie auch der Arzt realistisch handelt, solange man immer noch auf Hippokrates vertraut, das ist ja schön und finden wir alle richtig, nur es nützt wenig im Moment. Die vernünftige Lebensweise wird seit 2000 Jahren in allen Religionen und überall gepredigt, aber schauen Sie sich an, wie die Statistiken aussehen. Wir müssen das System verändern, und das fängt eben ganz konkret im Einzelfall bei der Einzelbehandlung an. Was tut der Arzt, wenn der Pharmavertreter kommt? Verschreibt er das neue Medikament oder verschreibt er es nicht? Was macht der Arzt? Sie kommen ja nie ohne Rezept irgendwo raus. Das ist zu erwarten, denn der gute Rat, „machen Sie dem Kind einen Wadenwickel", wird nicht honoriert, sondern da muß man irgendetwas, Benuron zum Beispiel, aufschreiben, sonst rechnet sich das nicht. Das ist etwas provokativ, aber darauf will ich hinaus. Realistisch hinsehen, die psychologischen Variablen sehen und das System ändern."

Pöppel:
Ich bin etwas frustriert mit Ihnen, Herr Kastner, weil sie einem gar keine Möglichkeit geben realistisch zur Realität Stellung zu nehmen. Natürlich ist niemand hier in der Lage die Gesellschaft so zu verändern, wie Sie es gerne hätten. Jetzt einmal eine praktische Frage: Wäre es nicht einfach sinnvoll, die Realität zu akzeptieren z. B., daß die Diagnosestellung eben bedingt ist durch die Verfügbarkeit von Techniken? Das System können wir nicht ändern; das ist ja geradezu ein Aufruf zur Revolution.

Kastner:
Ja natürlich, warum nicht?

Pöppel:
Das ist doch vollkommen unrealistisch. Die Realität ist die Anerkennung des Gegebenen. Vielleicht schaffen wir uns auch eine Realität mit Hilfe sogenannter Attributionsmechanismen. Wir können forschen und in der Richtung wirken, auch die Ausbildung zu verbessern, aber doch nicht sagen, es ist alles trostlos.

Kastner:
„Ganz kurz was anderes, die Zahnärzte machen ja gerade einen zaghaften ersten Schritt, zwar nicht ganz so gewollt, aber es geht. Man muß nur das Regelsystem ein bißchen ändern. Es wird natürlich immer einen Aufstand geben, wenn man unfeine Gründe nennt. Wer um seine Pfründe fürchtet, mosert natürlich, das ist klar. Wir müssen dieses System der Motivation der Menschen ändern. Sie müssen die Motivation der einzelnen Leute, sowohl der Patienten in Richtung Prävention als auch der Ärzte in Richtung Prävention ändern. Unser Krankensystem ist immer noch eines, das die falschen Dinge belohnt. Es belohnt nämlich die Reparatur und es bestraft die Prävention. Sie muß auch belohnt werden. Wenn ich als Arzt in meiner Praxis die Menschen immer ordentlich dahingehend behandle, daß sie nicht krank werden, dann habe ich nichts mehr zu beißen."

Schlosser:
Ja, zu dem, was über die Besteuerung gesundheitswilligen Verhaltens gesagt worden ist, Herr Kollege, müßte man ja auch noch

sagen, daß der Staat oder der Gesetzgeber zwar sagt, immer bessere Medizin mit immer weniger Kosten, er besteuert aber die Medikamente mit Mehrwertsteuer wie jeden anderen Verbrauchsgegenstand. In den Genuß der Reduktion der Mehrwertsteuer sind wir bisher leider nicht gekommen, obwohl jetzt – Herr Halhuber – viele Ärztetage in dieser Frage nichts abgeschmettert haben, sondern den Vorwurf, immer wieder an den Gesetzgeber gebracht haben, doch endlich die Medikamente zur Kostenersparnis von der hohen Mehrwertsteuer zu befreien.

Das ist also die Situation, wie sie im Augenblick ist und wo der Gesetzgeber und der Finanzminister natürlich sagen, uns geht das Geld aus. Im übrigen gibts jetzt in der neuen Gebührenordnung eine Beratungsziffer, die relativ gut dotiert ist, die das zum Inhalt hat, daß mit möglichst wenig Medikamenten, also mit verbaler Intervention ausgekommen werden soll; also sicherlich ein Teilaspekt, der dann ganz in Ihrem Sinne sein dürfte.

Die Gesellschaft ganz zu verändern, das passiert vielleicht im nächsten Jahrhundert, da hat Herr Halhuber gesagt, sind wir nicht mehr dabei und da muß halt die neue Welt dann so gezaubert werden, wie man dies so gerne hätte: Gleichheit, Freiheit, Brüderlichkeit. Ob alles dann noch so hoch angesiedelt wird, gegenüber der jetzigen Realität, das ist eine Frage, die müssen Sie dann beantworten, weil Sie noch wesentlich jünger sind.

Flemmer:
Die beiden Herren haben gebeten, einen Satz dazu sagen zu dürfen, oder wollen Sie ...

Kastner:
Ich darf vielleicht mal kurz im Anschluß an den Kollegen ... Es ist immer leicht zu meckern, aber schwer, konstruktive Vorschläge zu machen. Das kann man, man muß kleine selbstregulative Systeme schaffen, ich will das an einem Beispiel erläutern. Wir haben, glaube ich, auf dem deutschen Markt ca. 60 000 Medikamente, wenn jemand Pharmakologe ist, lasse ich mich gerne korrigieren, aber in den Größenordnungen liegt das. Wir brauchen ungefähr 600 Medikamente, Sie kennen alle selbst die Probleme der vermanschten Substanzen, ich sag das extra mal so po-

lemisch, da wäre das schon ganz einfach. Das ist nur jetzt wieder ein psychologisches Problem. Ich komme aus Bonn und kenne die Praktiken da. Es gab mal ein Pharmagesetz, einen Referentenentwurf, der höchst vernünftig war. Der das Richtige belohnte und das Falsche bestrafte. Dieser Gesetzesentwurf wurde innerhalb von 3 Monaten, glaube ich, von der Pharmalobby schlicht und ergreifend total verwässert, so daß wir das heutige Pharmagesetz haben. Das läuft dann nach dem Motto, „ein Pharmaberater, Vertreter in dem Moment, überzeugt dann die entsprechenden Bundestagsabgeordneten davon, daß doch dieser Entwurf nicht der richtige sei, das kann man mit Beraterverträgen bzw. Man muß also einfach kleine schlagkräftige Einheiten entwickeln, die sich selbst regulieren, also z. B. Votum für den Familienhausarzt, wo man dann im Vorfeld eben schon viele Dinge abklären kann mit relativ einfachen Mitteln, da braucht man keine 60 000 Medikamente dafür, die ein Wahnsinnsgeld kosten, der präventiv wirken kann, der für diese Prävention auch schon belohnt werden muß adäquat, das muß sich lohnen, keine Patienten zu bekommen. Nur als Beispiel für den Denkhintergrund, ich habe neulich mit dem Kollegen Frederik Vester gesprochen, dessen Institut kommt ja meinem Institut so ein bißchen gemeinsam in die Gänge, es gibt sehr viele Entwürfe, wie man Systeme verändert, und Sie werden lachen, Mercedes, BMW, die ganzen großen klassisch-kapitalistischen (in Anführung) Systeme sind mehr daran interessiert, wie man eben dazu kommen kann, daß man in kleine, dezentralisiert in kleinere selbstregulativere Einheiten kommt, und das kann man mit Sicherheit auch im Krankensystem, denn die 200 Mrd. DM im Jahr sind nicht mehr bezahlbar. Nur dazu muß man eben manchmal ein bißchen polemisch werden, vielleicht auch provokativ und muß wahrscheinlich manche Pfunde angreifen.

Halhuber:
Lassen Sie mich nochmals auf die Weiterbildung zum Spezialisten zurückkommen. Wenn ich richtig informiert bin, wird heute vom Internisten verlangt, daß er einerseits die Echokardiographie beherrscht und andererseits eine gewisse Anzahl von Gastrokopien nachweisen muß. Es scheint mir interessant, daß

erfahrene Gastroenterologen von diesem Weiterbildungsmodus nicht viel halten. Mir leuchtet auch ein, daß einer, wenn er sich wirklich mit der Gastroskopie befaßt, dann auch ein bißchen weiter sehen will und mit seinem Gerät sich auch für die Gallenwege interessiert. Kann er das alles machen und gleichzeitig eine gute Echokardiographie leisten? Ich glaube, daß jeder verantwortungsbewußte junge Arzt bei der gegenwärtigen Entwicklung der Medizin sich weiter zum Subspezialisten entwickeln will und wird. Eine andere Frage: Wenn heute das ärztliche Gespräch auch in der Gebührenordnung besser berücksichtigt wird, wie kann es denn in der Praxis kontrolliert werden? Lassen Sie mich ein groteskes Beispiel nennen, daß hoffentlich nur konstruiert ist: Ein psychotherapeutisch tätiger Arzt setzt jemanden, der in seine Sprechstunde kommt, vor das Diktiergerät und bittet ihn, alle seine Beschwerden zu schildern. Er könnte ja sagen: „Sie sind ein so schwieriger Fall für mich, das möchte ich mir in aller Ruhe abends oder morgens, wenn ich durch nichts anderes abgelenkt werde, anhören, was sie jetzt in mein Diktiergerät sprechen. Ich gehe in der Zwischenzeit jetzt einen Kaffee trinken." Ich bin mir bewußt, daß das ein übertriebenes Beispiel ist, aber wie soll eine Ärztekammer hier vor einem Mißbrauch schützen? Und noch eine Frage an Sie, Herr Schlosser: Aus welchen Gründen wird die besondere Pflege des Allgemeinarztes, wie sie angeblich in Holland oder England besteht, nicht auch bei uns realisiert?

Schlosser:
Herr Halhuber, die Situation ist ja so, daß der primäre Zugang zu jedem Arzt als essentieller Bestandteil unserer ärztlichen Versorgung betrachtet wird. Mir ist sehr wohl bekannt, daß das holländische und das englische System – wir haben uns das ja hier sehr genau angeschaut – es völlig anders macht, aber das würde ganz andere Honorierungsformeln voraussetzen in der Gestalt, wie das ja vor 2 oder 3 Jahren bei uns gefordert worden ist, die Pauschalierung der Grundversorgung, damit es nicht danach gehen kann, wieviel Leistungen kann ich erbringen, damit ich zu Rand komme, sondern der Arzt kriegt so ähnlich wie in England für seinen Patientenstamm eine bestimmte Summe, dann wird er in-

nerlich frei im Hinblick auf die teueren Untersuchungen. So der Duktus des Gedankenganges damals. Nun, der ist genau von denen, für die wir es gedacht haben, ad absurdum geführt worden, nämlich von den Allgemeinärzten und von den praktischen Ärzten, weil bei uns in Deutschland ja keine Differenzierung der Gebührenordnung dahingehend besteht, daß allgemeinärztliche Verrichtungen, ... spezialärztliche Verrichtungen sich in der Bezahlung für alle Arztgruppen unterscheiden. D.h. also der Allgemeinarzt und der praktische Arzt in Deutschland kann den Zehennagel entfernen und kann genausogut den Schädel trepanieren, weil er durch die Wahl eines Gebietes in seiner Tätigkeit überhaupt nicht einschränkbar ist und das ist der Fehler an unserem System, daß wir hier eine Abgrenzung und eine Definition – dazu sind die Herren der Wissenschaft aufgerufen – endlich einmal eine Definition bekommen. Was ist denn die Allgemeinmedizin, was soll sie enthalten und was kann sie enthalten? Das ist die Problematik.

Frau *Dr. Schlosser* (aus dem Publikum): Es sei „eine Ohrfeige für den Arzt", was ihm als Mißbrauch unterstellt würde.

Kastner:
Also da muß ich natürlich was dazu sagen.

Flemmer:
Sie dürfen was dazu sagen, wir sollten aber dann auch den Versuch machen, von dieser Diagnose der Zustände wegzukommen zu konkreten Möglichkeiten, wie wir das was im Symposion heute vormittag gesagt wurde, umsetzen.

Kastner:
Frau Kollegin, das ist für mich ein Zeichen, daß Sie eine bestimmte subjektive Wahrnehmung in der Richtung haben, es ist überhaupt keine Frage, daß natürlich die meisten Ärzte sich Mühe geben und es richtig machen wollen und auch motiviert sind. Es ist nur auf der anderen Seite eine Fiktion, zu glauben, alle täten alles dies nur aus rein sachlogischen Gesichtspunkten, sondern wir dürfen die Augen nicht vor der Tatsache verschlie-

ßen, daß es eine Mischung ist, bei jedem von uns. Das behaupte ich auch bei Ihnen. Natürlich ist es eine Mischung aus sachlogischen Gesichtspunkten und aus eigenen persönlichen Gesichtspunkten. Kein Mensch auf dieser Welt kann seine privaten Motivationen völlig ausschalten, das halte ich schlichtweg für naiv. Wir sind nun mal alle grau, keiner ist weiß und keiner ist schwarz. Daß so etwas als Unverschämtheit empfunden wird, halte ich nun für unrealistisch oder naiv. Wir müssen hinschauen, wie Patienten motiviert sind, wie Ärzte motiviert sind, und das ist überhaupt keine Frage, daß sich viele aufopfern. Nur man muß auch die negativen Seiten nennen dürfen, ohne dann gleich an den Pranger gestellt werden. Ich bin nicht der Meinung – ich bin ja selber Arzt – alle Ärzte seien so. Das kann gar nicht sein. Nur, wenn Sie ein System betrachten, ein System ändern wollen, müssen Sie es realistisch sehen, da dürfen Sie nicht die unangenehmen Tatsachen einfach wegdrücken und als unverschämt bezeichnen.

Frau *Dr. Schlosser* (aus dem Publikum): verwahrt sich gegen diese unrealistische Interpretation.

Kastner:
Was ich realistisch sehe, darf ich mal sagen: Ein Zahnarzt beispielsweise, wissen Sie, was der im Durchschnitt verdient, umsetzt oder rein de facto verdient? Und jetzt frage ich Sie, bei dieser Ausbildung, bei dieser Tätigkeit, die ja im Vergleich zu einem Gynäkologen zum Beispiel recht risikolos ist. Ein Zahnarzt hat kein allzu großes Risiko, wenn ihm das einer wegzieht, gibt er ein bißchen Cortison, das ist das Schlimmste, was ihm passieren kann. Ich hab Zahnärzte gefragt – das ist denen nie passiert. Sie verdienen im Schnitt über 150 000.— DM im Jahr. Und jetzt gukken Sie mal andere vergleichbare Ärzte in anderen Ländern an und dann gucken Sie sich mal an, wie die einzelnen Motivationen aussehen. Ich würde sogar noch weitergehen. Ich behaupte, daß ein großer Teil, ich kann ihn nicht beziffern, aber ein wirklich großer Teil unserer ehemaligen Kommilitionen schlicht und ergreifend Medizin studiert hat, weil die 1 im Abiturzeugnis zu schade war, was anderes zu studieren und in der Hoffnung als

fertiger Arzt einen Verdienst zu haben, der die 10000-DM-Grenze im Monat übersteigt. Was nicht ausschließt, daß viele es aus Idealismus usw. tun, das ist überhaupt keine Frage, da brauchen wir gar nicht darüber reden.

Flemmer:
Ich glaube, wenn wir da jetzt weiter diskutieren, kommen wir keinen Schritt weiter, denn es gibt jetzt nur Gegenpolemik, ich würde gern, Sie haben noch eine Stimme ...

Kastner:
Das ist ein kompliziertes System; das wir in der kurzen Diskussion nicht bewältigen können. Aber wieso kosten dieselben Medikamente, die Sie hier bekommen, 2 Kilometer bei Aachen über die Grenze in Belgien, ungefähr die Hälfte? Die Reimportfrage beispielsweise, da muß man sich doch mal wirklich erlauben dürfen, darüber nachzudenken, warum das so ist, das kann mir doch kein Mensch erzählen, daß da z.B. eine intrinsische Motivation dahintersteckt, natürlich Egoismus, aber keine sachlogische Argumentation.

Schlosser:
Wir sind seit einem Jahr wieder in Pauschale Herr Kollege, die Arztzahl pro Jhr nimmt um ungefähr 3,5% zu. Alle politischen Parteien sind sich darin einig, daß das jetzige Finanzaufkommen für die kommenden Ärzte reichen muß, daß es also die monetäre Situation oder Motivation, die Sie hier sehen, davon kann überhaupt keine Rede sein, Herr Halhuber hat vorhin das Labor angesprochen, es wird für das Labor, ganz egal wieviel gemacht wird und in welchem Umfang, nicht mehr als 9% des Gesamthonorars geben, das ist die reale Situation, hier von einer monetären Motivation zu reden, daß man dafür mehr bekommt, wenn man mehr macht, das isst absurd.

Hüllemann:
Ich kann Ihnen, Frau Kollegin Schlosser, zustimmen, daß für einen Arzt, der tagaus tagein in der Praxis seine Pflicht leistet, es eine Ohrfeige bedeutet, wenn man unterstellt, die Motivation

zum Behandeln sei primär und hochgradig vom Geldverdienen abhängig. Aber es ist ein anderer wichtiger Aspekt, den Herr Kollege Kastner mit angeschnitten hat, wenn er von der Begrenztheit sachlogischer Argumente spricht und auf den Einfluß ganz persönlicher Motivationen hinweist. Ich habe selbst gerade jetzt die Erfahrung machen müssen, wie tägliche Arbeit die Sichtweise einseitig verengen kann, bis hin zum (nicht eingestandenen) verurteilenden inneren Vorbehalt gegenüber Patienten: Wir haben ein etwas poppiges Taschenbuch geschrieben „Sport für Raucher". Wir gingen dabei von der Überzeugung aus: Wir sind gegen das Rauchen, aber wir lieben die Raucher. – Wie echt war diese Liebe zu den Menschen und den Patienten mit dieser gesundheitlich ungünstigen Gewohnheit Rauchen? Wir haben im Buch nicht gedroht, sondern uns darauf konzentriert, an sich liebenswürdigen Menschen, die nun einmal die Schwäche Rauchen zeigen – jeder Mensch hat seine Schwächen – diesen Menschen „wie du und ich" etwas Gutes und Lebensfrohes anzubieten, Sport. Unter dem Schreiben machte ich die für mich sehr aufschlußreiche Entdeckung: Die Leser, die es zum Sport zu locken galt, die Raucher, wurden lebendig. Ich bekam ein deutliches Gefühl zu ihnen, sie wurden mir sympathisch, und ich mußte eingestehen, daß sie in mir vorher – gegen meine erklärte Absicht – auch unsympathische Gefühle auslösten. Ich habe deshalb dem Buch ein Nachwort angefügt „Fast eine Liebeserklärung für Raucher". Wir werden von den Zwängen unseres Versorgungssystems in unseren Einstellungen gefordert. Die Zwänge, gegen riskante Verhaltensweisen zu kämpfen, machen aus den Gegnern der Sache, Rauchen, Gegner der Person, die mit dieser Sache behaftet sind. Das Schreiben des Buches „Sport für Raucher" wurde so für mich und für uns eine Fingerübung in Toleranz.

Medizin als System bringt die Ärzte leicht in die Rolle des Richters, der verurteilt. Besonders die Risikofaktorenmedizin, der an sich gute präventivmedizinische Ansatz, die intervenierende Epidemiologie der Risikoprävention, sind ein System, für das sich weniger die Gesinnung vom Arzt als Helfer und Ratgeber eignet, sondern mehr die Gesinnung vom Arzt als Gesundheitserzieher und vom Arzt als Beurteiler der angestrebten bürgerlichen Gesundheitspflicht mit den daraus evtl. folgenden monetären Konsequenzen.

Wenn ich Herrn Kastner mit dem Hinterfragen der ärztlichen Motivation in diesem Sinne interpretieren darf, dann gebe ich ihm Recht, unsere Motivationen werden vom jeweiligen Einflußsystem stärker geprägt, als wir im allgemeinen vermuten. Neben diesen inneren Zwängen, die hier am Beispiel der präventiven Epidemiologie gezeigt wurden, gibt es deutlich äußere Zwänge, z. B. durch das System der kardiologischen Infrastruktur. Als Schwerpunktklinik erhalten wir Zuweisungen aus vielen verschiedenen kardiologischen Zentren. Wir können vergleichen, welche Unterschiede bei den Indikationen zu Eingriffen bestehen. Ich glaube, es sind nicht immer ausschließlich sachlogische Entscheidungen, sondern auch Zwänge der zentrumseigenen Infrastruktur und der persönlichkeitseigenen Motive. Mitunter scheint es, daß die Indikation zu großzügig gestellt wurde. Dann ist zu überlegen, ob dem Patienten von dem Eingriff abzuraten sei. Aber – unabhängig von der Schwierigkeit der letztlich vertretbaren sachlogischen Entscheidung – bleibt es fraglich, wie der Patient es aufnimmt, wenn Entscheidung gegen Entschedung steht. Würde der Patient verunsichert? Wer behielte am Ende recht? Wie würde die zuweisende Klinik reagieren? Würde sie jemals wieder Patienten schicken? Um den vielen Fragen und Schwierigkeiten zu begegnen, kann ich mir nur einen Weg vorstellen, nämlich sich mit dem Kollegen, der eine andere Entscheidung traf, ins Benehmen zu setzen. Dieser Weg wird auch gegangen, aber man muß ihn vorsichtig gehen und nicht zu häufig.

Es ist vielleicht nur ein einziger Ausweg möglich, die Zwänge, die uns die in ihrer Komplexität unbegreifbaren Systeme auferlegen, manchmal zu durchbrechen, indem wir den persönlichen Kontakt im Gespräch suchen. Das Zweiersystem, vielleicht noch das System einer überschaubaren Gruppe, ist offensichtlich (noch aus Menschen bestehend) menschlich (manchmal auch allzu menschlich). Ab einer gewissen Größe des Systems verblassen die Menschen. Das System entwickelt Eigengesetzmäßigkeiten und Eigendynamik. Große Systeme sind unter dem therapeutischen Aspekt der ärztlichen Tätigkeit nicht begreifbar und auch nicht von persönlicher Verantwortung tragbar. Möglicherweise gibt es kritische Größen für Systeme, für die wir noch ärztliche Verantwortung tragen können, das heißt auch für die der einzelne zur Verantwortung gezogen werden kann. Vielleicht ist in einem Nachfolgesymposion die Frage zu behandeln, was sich kritische Systemgrößen, die der einzelne noch verantwortbar steuern kann.

Kastner:
Darf ich Ihnen nur ganz kurz ein Beispiel nennen um diese persönliche Betroffenheit herauszunehmen. Ich sage es nocheinmal, es ändert nichts an der intrinsischen Motivation der Aufopferung, davon bin ich überzeugt. Aber nehmen Sie mal die Rechtsanwälte. Schauen Sie sich die Statistiken der Rechtsanwaltzulassung an. Wir haben immer mehr Juristen, die unterkommen müssen. Wer kein Examen über 3 hat, kommt nicht im Staatsdienst unter, der wird Rechtsanwalt. Und jetzt schauen Sie sich mal an, wie damit die Fälle produziert werden. Das, was früher überhaupt nicht zu einem Streitfall wurde, oder was früher der Schiedsmann geregelt hat, das wird jetzt alles zum Prozeß. Schauen Sie sich das mal an, wenn Eheleute mit dem Gedanken spielen, sich scheiden zu lassen, geht der eine zum Rechtsanwalt. Es wird mit Sicherheit einen Prozeß geben. Der Rechtsanwalt muß existieren, das ist ganz einfach. Und wenn Sie davor die Augen schließen, dann kann ich Ihnen nur sagen, dann sind Sie realitätsblind. Aber dann dürfen Sie den anderen nicht Unverschämtheit vorwerfen. Das war ein Bild, um die persönliche Betroffenheit herauszunehmen.

Flemmer:
Wir lassen das jetzt so bestehen, wenn Sie gestatten und widmen uns der Seele oder dem Seelenarzt-Thema zu, es wurde auch heute Vormittag gesagt, daß der Arzt auch ein Seelenarzt sein könnte oder sein müßte und die abendländische Tradition ist dabei auch beschworen worden. Da kann ja der Medizin möglicherweise die moderne Theologie sogar helfen, die sagt, es gibt überhaupt nicht die Trennung zwischen Körper und Geist, zwischen Seele und Körper. Der Mensch, wenn er stirbt, dann stirbt er halt ganz, also ist ganz tot etc. Nun komme ich auf was Kon-

kretes, den Seelenarzt. Heute Vormittag hat mich ein Patient Ihrer Klinik gefragt: ‚Ja warum darf ich in dieser Klinik eigentlich nicht so viel Knoblauch essen, wie ich möchte?' ‚Das interessiert mich eigentlich sehr viel mehr als manche andere Therapiemaßnahmen oder konkrete Situationen.' Auf dieses seelische Problem finde ich aber keine Antwort.

Hüllemann:
Darauf kann ich Ihnen leider auch keine Antwort geben.

Halhuber:
Vielleicht darf ich als Neutraler eine Antwort versuchen. Der Patient, der lieber viel Knoblauch essen möchte als anderes, wehrt sich als Verleugner dagegen, daß andere Probleme, die für ihn wichtiger wären als der Knoblauch, aber auch lästiger, zur Sprache kommen. Natürlich kann er seinen Knoblauch haben. Aber es gehört geradezu zum typischen Infarktkranken, daß er niemanden an sich heranlassen will, weil er bei seinen Kontrollbedürfnissen sich und anderen gegenüber immer dominant bleiben möchte. Er möchte natürlich auch auf eine möglichst einfache, ja primitive Art und Weise seine Infarktsorgen loswerden, zum Beispiel durch ein alternatives Medikament, wie es Knoblauch wäre, aber auch vielleicht durch eine Bypassoperation. Und vielleicht ist das mit ein Grund für den Boom an Herzchirurgie in den Vereinigten Staaten, weil der Infarktkranke meint, daß eine Bypassoperation einen ähnlichen Effekt habe wie die Entfernung einer kranken Gallenblase. (Dazu müßte es allerdings zu einer Transplantation des Herzens kommen.) Aber das ist ihm lieber als die Änderung seiner Lebensführung, die leider auch nach einer Bypassoperation als Problem im Vordergrund steht. Jener knoblauchsüchtige Patient ist beleidigt, weil man ihn aus einer ganz anderen Richtung, die ihm nicht behagt, anspricht. Sowas erleben wir an einer Herzklinik ja täglich.

Flemmer:
Wir sind mitten im Thema mit dieser Seelenarztproblematik, die gleichzeitig ja die Thematik ist: Krankheit, Kranksein. Ich habe

einen Freund, der ist Politiker, gleichzeitig Computerfachmann, an einem Ministerium tätig. Als Politiker ist er zuständig auch für das Kreiskrankenhaus. Er hat mir kürzlich gesagt, unsere wichtigste Maßnahme für die nächste Zeit ist, daß ein leistungsfähiger Computer für dieses Krankenhaus angeschafft wird und zwar so, daß jeden Tag die Ärzte dort ihre Berichte hineindiktieren können und da reichen insgesamt 1000 Wörter aus, größer ist der Sprachschatz der Ärzte ja nicht und daraus kann man alles entnehmen, der Computer stellt am nächsten Tag die entsprechenden Dinge zusammen und daraufhin kann ja dann operiert werden. Die Geschichte kostet nur einige zweistellige Mio., aber es wird wohl durchgeführt werden. Hier scheint mir, daß in der Tat nur die Krankheit, aber das Kranksein keine Rolle mehr spielt. Also, wie steht es mit der Einführung dieses Begriffes Kranksein, was ja den ganzen Menschen meint, in die ärztliche Praxis? Das ist doch, glaube ich, ein ganz wichtiger Punkt dieses Symposions und darüber sollten wir jetzt reden.

Pöppel:
Ich würde gerne etwas zu den Vorträgen der Herren Hartmann und Hüllemann sagen.

Herr Hüllemann, Sie haben im zweiten Teil Ihres Vortrags darauf hingewiesen, daß die Realität, so wie wir sie haben, eine Konstruktion sei. Sie haben genannt von Foerster, aber Bateson wäre da zu nennen, Watzlawick natürlich und auf die andere Tradition von Piaget muß man auch hinweisen. Ich würde allerdings betonen, daß dieser Konstruktivismusbegriff etwas weitreichend und unpraktisch für die Medizin ist. Denn diese Leute vertreten ja in der Tat im philosophischen Sinne die Auffassung, daß ganz unabhängig von unserer leiblichen oder körperlichen Ausstattung die Realität nur auf Konstruktion beruht, und das halte ich eigentlich aufgrund der modernen Forschung, v. a. auch der Hirnforschung, für eine uninteressante These. Ich habe darüber publiziert und würde einen mehr an der Evolutionstheorie orientierten Konstruktivismus vertreten, daß es ganz bestimmte Randbedingungen gibt, die aufgrund unserer Ausstattung, der Ausstattung des Gehirns, gegeben sind, und über die wir nicht hinwegkommen.

Dann käme ich zu Herrn Hartmann; ich glaube, daß Decartes hier falsch behandelt wird. Natürlich ist Decartes in gewisser Weise der Buddha der modernen naturwissenschaftlichen Arbeit, weil er eben die Res cogitans von der Res extensa trennt, und der Erfolg ist ja unbestritten. Durch diese Trennung wurde eine vom Subjektiven unabhängige naturwissenschaftliche Betrachtungsweise erst möglich. In Ihrem Ansatz, Herr Hartmann, dem systemtheoretischen Ansatz, den Sie hier vertreten haben, nehmen Sie im Grunde nicht Stellung zum eigentlichen Dualismus-Monismus-Streit, sondern Sie haben philosophisch betrachtet immer noch eine dualistische Position. Sie lösen das Problem gleichsam im sozialen Kontext. Ich glaube des Rätsels Lösung, die Auflösung im Dualismus-Monismus-Streit kommt eher aus der Richtung der neurobiologisch arbeitenden Psychologie oder Neuropsychologie, wo nachgewiesen ist, daß die Verfügbarkeit mentaler Funktionen an die Integrität neuronaler Strukturen gebunden ist. Damit ergibt sich meines Erachtens auch ein neuer und interessanter Ansatz für die Psychosomatikforschung. Es ist ganz unbestritten daß gesellschaftliche Faktoren verstanden werden müssen, um unsere Realität zu bestimmen oder zu verstehen; aber was mir auffällt im Umgang mit Psychologen und Ärzten ist das mangelnde Wissen über unser Gehirn. Um es mal ganz hart zu sagen: nur durch unser Gehirn, durch unsere Sinnesorgane erfassen wir die Realität, denken wir, erleben wir. Es gibt aber eine unglaubliche Scheu, sowohl von Psychologen, klinischen Psychologen, als auch von Medizinern sich mit dieser Realität auseinanderzusetzen.

Ein ganz praktisches Beispiel: Eine Konsequenz von Kreislauferkrankungen sind Schlaganfälle, und wir produzieren in jedem Jahr in der Bundesrepublik etwa – verzeihen Sie das Wort produzieren – mehr als 100 000 Patienten mit Schlaganfällen. Diese Patienten werden praktisch überhaupt keinen funktionellen Therapien zugeführt. Normalerweise kommen diese Patienten zum Internisten; Internisten interessieren sich mehr für die peripheren Funktionen, und die Psychologen haben Angst vor dem Gehirn. Obwohl es aufgrund moderner Erkenntnisse Therapiemöglichkeiten gäbe, werden sie nicht genutzt. Das ist ein praktisches Beispiel dafür, daß wir in unserem medizinischen System eine dualistische Betrachtungsweise haben. Meines Erachtens hat die Psychosomatik nur eine Chance, eine „gute Medizin" zu sein, wenn die monistische Betrachtungsweise akzeptiert wird, so wie Herr Hartmann es ja in seinem Vortrag auch ausgedrückt hat, daß Leib und Seele eine Einheit sind. Wir sollten hier nicht künstlich trennen. Vom praktischen Gesichtspunkt aus gehört dazu in der Ausbildung, daß die Mediziner sich mit der Realität von Gehirnfunktionen auseinandersetzen. Die Psychosomatik als verbale Medizin ist m.e. uninteressant, es muß eine Integration geben zwischen den Gebieten und zwar unter dem erkenntnistheoretischen Gesichtspunkt des Monismus.

Um noch einmal einen Punkt zu sagen: Ich hatte eine ganz bestimmte Patientenklientel angesprochen, Patienten mit Schlaganfällen, mit Funktionsstörungen wie Merkstörungen, Sehstörungen, Schlafstörungen. Diese Patienten werden fast nicht therapiert. Nur etwa 10% der *sprach*gestörten Patienten in der Bundesrepublik erhalten eine Therapie. Nur jene Patienten mit sozialem Affront, d.h. bei denen die Erkrankung gleichsam Mitleid auslöst, vor allem bewegungsgestörte Patienten kommen in die therapeutische Einheit. Alle jene Patienten, die z.B. Gefühlsstörungen haben (Verlust der Gefühle nach rechtshemisphärischer Läsion) werden überhaupt nicht therapiert. Es wäre m.e. überhaupt kein Problem, in einer vernünftigen Ausbildung, die wir natürlich anstreben, die Mediziner dahin zu bekommen, diese Probleme zu erkennen.

Halhuber:
Zu Herrn Pöppel möchte ich nicht nur bestätigen, daß es sich wirklich um ein Ausbildungs- und Weiterbildungsproblem handelt, aber auch um das Klima in der betroffenen Klinik. Psychologie wird dann in einem Krankenhaus, aber auch in einer Rehabilitationsklinik wirklich integriert, wenn 3 Bedingungen erfüllt sind: 1) Der ärztliche Direktor muß für psychosoziale Problematik aufgeschlossen sein und deshalb seine Psychologen unaufhörlich fördern und unterstützen. 2) Der Psychologe oder die klinische Psychologin muß Gelegenheit gehabt haben, so lange an dieser Spezialklinik tätig zu sein (etwa 1-2 Jahre), daß er/sie die fachspezifischen Probleme erkennen konnte, also sozusagen in

unserem Bereich ein „Mikrokardiologe"/eine „Mikrokardiologin" wird. 3) Es müssen genug Ärzte vorhanden sein, die auch zu einer Mitarbeit in Balint-Gruppen bereit sind, so daß die Psychologen genug Ansprechpartner haben. Und was die Situation in den Krankenhäusern angeht, so könnte sie sich sofort verbessern, wenn es zu einer Teilprivatisierung auch der Kreiskrankenhäuser käme und wenn ein Wettbewerb stattfinden würde. Konkret: in dem Augenblick, in dem der Patient auswählen kann, wo er hingeht, wird er nach der Mundpropaganda sich dort hinwenden, wo seine Vorgänger sich besonders aufgehoben fühlten, wo es mehr Blumen gibt und natürlich auch die sachliche Kompetenz gegeben ist. Das spricht sich erfahrungsgemäß rasch herum und würde zur Qualifikation aller Krankenhäuser ähnlicher Art in der Umgebung beitragen. Der Computer freilich ist auf jeden Fall heute notwendig.

Pöppel:
Ja, wenn ich das noch ergänzen darf. Dazu gehört auch Interdisziplinarität. Wenn ich an Herrn Poeck denke ich Aachen, der hat ein Team aus Ärzten und Psychologen, das läuft wunderbar, gerade bei Aphasien. Aber wenn Sie mal in andere Kliniken schauen, in andere Bereiche, da ist ein Kampf im Gange; die Psychologen kämpfen um die Töpfe der Krankenkassen, die Ärzte wollen die natürlich nicht heranlassen. Das heißt, daß viele Sollpunkte in diesem Regelsystem es gar nicht erlauben, eine vernünftige sachlogisch bezogene interdisziplinäre Zusammenarbeit zu schaffen, und wenn dann nur in sehr engen Grenzen.

Halhuber:
Reduziert sich das jetzt auf die Frage: mehr Psychologie und Psychologen ins Krankenhaus oder mehr psychologische Ausbildung?

Pöppel:
Beides.

Schlosser:
Ja, Herr Halhuber, es gibt ja in Bayern 50% aller Privat- und Belegkrankenhäuser, das ist ja wohl ein Beweis dafür, daß in dieser

Landschaft die alternative Form der Betreuung ausnehmend gut hält und vielen ist es ja wohl bekannt, daß mittlerweile im Rahmen der Strukturreform der Krankenversicherung eine Vorstellung des Marburger Bundes gibt, hochspezialisierten Leuten sowohl die stationäre als auch die ambulante Tätigkeit zu ermöglichen. Es geht eben auch wieder um den Rechtsstatus. Bleibt er im Rahmen eines kooperativen Belegarztsystems oder steht er mit einem Fuß im Krankenhaus drin, in irgendeiner bestimmten Abhängigkeit, daß er bestimmte Leistungen erbringen muß, mit dem anderen Fuß in der freien Praxis? Darüber wird zu diskutieren sein.

Kastner:
Den menschlichen kommerziellen Tricks sind keine Grenzen gesetzt. Es gibt Zahnärzte, die nehmen die Amalganfüllungen raus, tun Goldfüllungen rein. Das läßt sich aber sehr schlecht abrechnen. Deshalb wird diese Aktion ausgehandelt als Krone.

(Bemerkung aus dem Publikum)

Kastner:
Gesundheit des Systems. (Lachen.) Ja, natürlich und da müssen wir anfangen, bei jedem einzelnen. Beim Patienten z. B. müßte man ein Belohnungssystem einführen. Im Moment haben wir ein Bestrafungssystem. Ich zahle jeden Monat so und so viel, und daraus wachsen die Ansprüche. Da möchte ich bitteschön auch so und so behandelt werden, und wenn's kritisch wird, werden die Beiträge erhöht. Es muß umgekehrt sein, jeder zahlt einen bestimmten Betrag. Für präventives Verhalten im Sinne der Gesunderhaltung wird eine Belohnung rückerstattet. Dann gehen Sie zum nächsten Schritt weiter. Wie sieht es bei den Ärzten aus? Es ist bei den Ärzten genauso. Da müßten sie auch ein Belohnungssystem einführen, das das richtige Verhalten belohnt und das falsche Verhalten bestraft. Ziel wäre, daß mehr sachlogisch gearbeitet würde und man nicht Zwängen unterliegt, wie Herr Hüllemann das eben auch gesagt hat. Also insofern ganz einfach, wie gesund ist das System und wie kann man das erreichen?

Pöppel:
Ich sage wohl etwas, was den Psychologen nicht so gut gefällt. Meines Erachtens ist die große Schwierigkeit für eine Integration psychologischen Denkens in der Medizin die Tatsache, daß die Psychologie in dogmatische Dogmen zerfällt: Nehmen wir einmal Psychoanalyse, Gesprächstherapie, Verhaltenstherapie, was auch immer, Gestaltungstherapie, damit ist eine sinnvolle Integration gar nicht möglich. Eine Zukunft der Psychologie sehe ich in der Medizin darin, daß die Mediziner bereit sind, auf die Psychologie in einer formalisierten Art zu verzichten, selber sich als Psychologen sehen. Ich halte es nicht für gut, daß es eigenständige psychosomatische Abteilungen geben soll; ich glaube, man sollte versuchen, tatsächlich immer beides zu sein, jeder Arzt sollte auch Psychosomatiker sein. In dieser Richtung sollte m. E. die Ausbildung gehen. Die Erfahrung zeigt, daß jede Psychosomatik-Abteilung immer dogmatisch orientiert ist und damit immer nur eine ganz bestimmte Klientel von Patienten in Frage kommen.

Flemmer:
Mir scheint, daß wir beinahe Konsens in dem Kreis haben, nein, nicht ganz?

Halhuber:
Herr Pöppel, Sie haben sicher recht, daß viele Psychosomatik-Abteilungen dogmatisch orientiert sind und damit immer nur für eine ganz bestimmte Klientel von Patienten in Frage kommen. Aber muß das in Zukunft so sein? Es kommt doch immer darauf an, wie ein psychosomatischer Dienst arbeitet. Wenn es nur einen Konsultationsdienst in einem allgemeinen Krankenhaus gibt, dann werden Patienten in eine solche Spezialabteilung abgeschoben. Und der Psychosomatiker hat dann in diesem Krankenhaus mehr oder weniger eine Alibifunktion. Der Stationsarzt könnte dann etwa so formulieren: ‚Mit mir soll der Patient sachlich über seine Beschwerden reden, schwafeln kann und soll er beim Psychologen oder beim Psychosomatiker!' Wenn es sich aber um einen Liaisondienst handelt, dann ist die psychosomatische Abteilung enorm wichtig. Liaisondienst heißt, daß die ganze

Klinik durch den Psychosomatiker und Psychologen psychologisiert wird. Das habe ich vor Jahren in der Klinik Höhenried durch Herrn Kollegen Buchheim so erlebt. Er hat täglich als Psychiater mit allen Stationsärzten und Schwestern zum Beispiel beim Stationsfrühstück über die Patienten zu sprechen versucht. Den Liaisondienst hat Herr Langosch, der im Rehabilitationszentrum von herrn Roskamm in Krozingen als Psychologe tätig ist, ausgezeichnet dargestellt. Wenn also der psychosomatische Dienst wirklich Liaisondienst ist, d. h. in alle Abteilungen hineinwirkt, dann funktioniert er gut. Wenn er das nicht tut, dann entfremdet er sich dem Gesamtkrankenhaus und hat nur eine Alibifunktion.

Hüllemann:
Ich glaube, man muß das Problem der Psychosomatik in der Medizin sehr differenziert sehen. Meine Erfahrung mit dem Versuch, Psychosomatik zu integrieren, gibt leider Herrn Pöppel recht. Der Versuch scheiterte am Dogma. Die psychosomatische Abteilung wollte die Gesamtklinik erklärtermaßen zu einem psychoanalytisch orientierten Konzept bringen. Hauseigene Balint- und Supervisionsgruppen boten für diese Absicht günstige Voraussetzungen. Für einen Zeitraum von wenigen Jahren wurden die Patienten durchaus gut oder besser versorgt. Aber langfristig wurde die Patientenbetreuung defizitär, vor allem bei den einfachen Versorgungsdiensten. Fairerweise sollte man sagen, daß aus psychoanalytischer Sicht die Entwicklung vielleicht anders bewertet wird.

Wie auch immer, andere Integrationsversuche scheiterten ebenfalls. In Höhenried wurde nach Pensionierung des psychotherapeutischen Chefs die Abteilung umfunktioniert. Im Tegernseer Tal wurde die Psychosomatik im Akutkrankenhaus offenbar in einer so bedrängenden Form dargeboten, daß dieser Bereich eklathaft personell umbesetzt werden mußte. Eine Klinik im Hochsauerland mußte in der ersten Eröffnungsphase aufgelöst werden, weil die Mitarbeiter so sehr mit psychologischinternen Besprechungen beschäftigt waren, daß die Patientenversorgung nur für ein nicht vollbelegtes Haus gelingen konnte. Jetzt arbeitet die Klinik unter einem neuen Konzept effektiv. In einer Rehabilitationsklinik im Schwarzwald gab es ebenfalls Spannungen zwischen der organmedizinischen Abteilung und die psychosomatische Abteilung wurde ausgelagert.

Bei solchen dramatischen Änderungen besteht immer die Gefahr eines Pendelschlags in die entgegengesetzte Richtung: das eine psychologische Modell wird ersetzt durch ein Modell gegensätzlicher Grundannahmen oder, schlimmer noch: alle Psychologie wird aus dem Haus getrieben. Bei den angeführten Beispielen kam es zu diesen Extremausschlägen.

Es gibt aber auch günstige Erfahrungen. In vielen Rehabilitationskliniken arbeiten Psychologen im medizinischen Team mit. So muß man auch die Rolle von Herrn Langosch im Benediktkreuz-Rehabilitationszentrum Bad Krozingen sehen. Eine günstige Kooperation zwischen Onkologie und Psychosomatik wird aus Nürnberg berichtet (in Köln scheiterte ein solcher Versuch, der als wissenschaftliches Projekt von der Bosch-Stiftung unterstützt wurde). Wir selbst haben die gescheiterte Integration nach neuer Stellenbesetzung in eine Kooperation umgewandelt, wobei die organmedizinische Abteilung eigene Psychologenstellen ausweist, die von der psychosomatischen Fachabteilung getrennt sind.

Mehr Psychologie oder psychosomatische Durchdringung der Organmedizin scheint weiterhin generell geboten. Aber zum gegenwärtigen Zeitpunkt spielen Dosierungsfragen eine entscheidende Rolle. Nämlich wieviel Psychosomatik verträgt ein Konventionelles Krankenhaus mit seinen konventionell ausgebildeten Mitarbeitern, mit seinen konventionell eingestellten einweisenden Ärzte, mit seinen konventionell aufgewachsenen Patienten? Die Schwierigkeiten lassen sich meist nur durch die persönlichen Fähigkeiten des psychologischen Fachmanns überwinden. Er muß eine sichere Persönlichkeit sein. Die Lehrmeinung oder das Konzept sind weniger entscheidend, wenn die Theorie nicht als Weltanschauung nötig wird, um die weniger starke Persönlichkeit des Therapeuten zu stützen.

Der psychologische Liaisondienst, von dem Herr Halhuber so erfreuliche Beispiele nennen konnte, ist für die weit überwiegende Mehrzahl der Kliniken bestenfalls eine Wunschvorstellung.

Herrn Pöppels Forderung, daß der Arzt auch Psychologe sein sollte, möchte ich mich gern anschließen. Aber ist diese Forderung realistisch? Wenn man als Beispiel die Ausbildung zum Kardiologen nimmt, sie dauert nach dem Studium minimal 8 Jahre, dann bleibt für den fachpsychologischen Bereich wenig Zeit. Außerdem ist ein hochqualifizierter Spezialist von seiner täglichen Arbeit mit ganzer Aufmerksamkeit und Energie gefordert. Er kann höchstens Neigungspsychologe sein.

Wir sollten uns erinnern, daß erst vor ungefähr 10 Jahren das Fach Psychologie für die Medizinausbildung angesetzt wurde. Dafür wurde schon viel erreicht, aber wir stehen noch am Anfang. Einer stürmischeren Entwicklung möchte ich nicht das Wort reden. Mögliche Nebenwirkungen einer verstärkten Psychologisierung werden noch nicht systematisch erfaßt.

Schlosser:
Ich glaube 1976 ist das erste Mal die Vorlesung Psychologie in den medizinischen Ausbildungskatalog eingeführt worden, bis dahin ist in der Ausbildung zum Arzt überhaupt nichts von Psychologie zu merken gewesen.

Ich meine, man sollte zuerst versuchen die Menschen zu verändern und wenn es auch nur missionarisch geht und dann erst das System, wenn ich das System zuerst ändere, dann muß ich die Menschen erst wieder hineinpressen in das System, daß Ihnen nicht bekannt ist und dessen Entwicklung in einem Lebensalter wahrscheinlich gar nicht abzusehen ist.

Kastner:
Nein das ist ein Kategorienfehler. Der Mensch ist ein Teil des Systems, damit können Sie nicht das eine oder andere zuerst, sondern das muß in einer Interaktion laufen.

Halhuber:
Ich würde wie Herr Kastner beides zugleich vorschlagen. Man muß den Menschen verändern und das System. Das wichtigste scheint mir, daß wir als Ärzte dazu beitragen, daß der mündige Bürger auch ein mündiger Patient werden kann, vor allem, wenn es sich um eine chronische Krankheit handelt. Denn der chro-

nisch Kranke muß Spezialist in seiner eigenen Krankheit werden, wenn er mit ihr richtig umgehen soll. Diese Erkenntnis hat mir genauso wenig geschmeckt wie jedem anderen von uns. Denn unser Dasein als Ärzte wird sicher jetzt unbequemer. Wir waren, als wir noch wie Halbgötter in Weiß von unseren Patienten betrachtet wurden, doch in einer ganz angenehmen Situation. Daß das jetzt vorbei ist, müssen wir allmählich zur Kenntnis nehmen. Der mündige Patient ist auch derjenige, der bereit ist, mit dem therapeutischen Team in eine echte therapeutische Gemeinschaft einzutreten. Ich weiß, das klingt theoretisch sehr schön, und ich weiß auch, daß es nicht in der Praxis und in den Kliniken von heute auf morgen zu erreichen ist. Ich hatte an der Klinik Höhenried die gleichen Probleme, wie sie Herr Hüllemann gerade geschildert hat, und meine Frau hat sie in ihrer Klinik ebenso. Aber auf lange Sicht ist es zu wünschen, daß die Medizin in dieser Richtung steuert. Ich erinnere mich an eine Fragestunde des Chefarztes an der Klinik Höhenried, in der ein richtiger Münchner Bauarbeiter mich gefragt hat: „Herr Professor, wie ist denn das, wenn ich drauf komm, daß ich mehr weiß als mein Hausarzt?" Ich habe damals mehrmals geschluckt, denn die Antwort darauf schien mir nicht ganz leicht. Und ich habe im dann eben erzählt, wie wir alle ständig dazulernen müssen und daß das nicht ganz einfach ist für uns Ärzte. Wenn er aber richtig mit seinem Arzt redet, dann wird auch der dafür Verständnis haben, daß er Spezialist in seiner eigenen Krankheit geworden ist. Natürlich gilt das nur für die chronischen Krankheiten. In jeder akuten Erkrankung dürfen wir regredieren und zu Kindern werden, ob wir Ärzte sind als Patienten oder nicht. Aber bei chronisch Kranken muß hier die Situation sich ändern. Diese Änderung des Rollenverständnisses, die beim Arzt und beim Patienten einsetzen muß, ist ein schmerzlicher Lernprozeß, der sicher noch viele Jahre dauern wird. Entscheidend ist aber – und das erlebe ich immer wieder bei den vielen Patientenseminaren, die ich zu leiten hatte –, daß unsere Partner jeweils dort abgeholt werden, wo sie sind. Das Beispiel, das Herr Hüllemann jetzt gerade gebracht hat, leuchtet mir sehr ein. Auch die freundliche Einstellung zu den Rauchern. Persönlich habe ich oft ein schlechtes Gewissen, wenn ich beobachten muß, wie man heute die Raucher unter Druck setzt. Wo ist die Grenze zwischen einem erlaubten und vielleicht notwendigen Gruppendruck und einer nicht erlaubten und unguten Manipulation des Menschen? Das ist eine wichtige Frage, die auch zum Thema dieses Symposions gehört. Aber damit möchte ich auch für mich ein Dankeswort an die Veranstalter richten. Ich komme relativ viel herum, aber ich habe noch nie eine so offene und gleichzeitig sachbezogene Diskussion erlebt. Bevor man etwas in unserer Arbeit und in unseren Beziehungen zum einzelnen Patienten, zur Gesellschaft, zur Politik ändern will, muß diese Situation und ihre Gefährdung erkannt und offen diskutiert werden. Das haben wir heute getan, und ich glaube, das ist ein kleiner Beitrag, damit die Medizin in die Richtung geht, die sie braucht. Ich danke Ihnen.

Flemmer:
Sie haben als Senior dieser Runde das Schlußwort schon gesprochen, es bleibt mir dann nur, mich zu bedanken bei Ihnen allen für die lebendige Teilnahme an diesem Symposion. Ob wir es gut gemacht haben, muß der Veranstalter sagen, er hat vorhin so 'ne leichte Andeutung gemacht, noch einmal herzlichen Dank. Ich wünsche Ihnen, daß Sie gut nach Hause kommen, noch ein schönes Wochenende.

MIX
Papier aus verantwortungsvollen Quellen
Paper from responsible sources
FSC® C105338

If you have any concerns about our products,
you can contact us on
ProductSafety@springernature.com

In case Publisher is established outside the EU,
the EU authorized representative is:
**Springer Nature Customer Service Center GmbH
Europaplatz 3, 69115 Heidelberg, Germany**

Printed by Libri Plureos GmbH
in Hamburg, Germany